Operation Fuß

*Meinem Vater Helmut und meinem Sohn Julius,
den mich umrahmenden Generationen, gewidmet.
Mögen beide weiter sicher auf ihren Füßen
durchs Leben gehen.*

Robert Kipping

Operation Fuß

Fragen an den Spezialisten

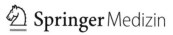

Dr. med. Robert Kipping
Orthopäde und Unfallchirurg
82166 Gräfelfing

Bibliografische Information der Deutschen Bibliothek
Die Deutsche Bibliothek verzeichnet diese Publikation in der Deutschen Nationalbibliografie; detaillierte bibliografische Daten sind im Internet über http://dnb.ddb.de abrufbar.

Die Wiedergabe von Gebrauchsnamen, Handelsnamen, Warenbezeichnungen usw. in diesem Werk berechtigt auch ohne besondere Kennzeichnung nicht zu der Annahme, dass solche Namen im Sinne der Warenzeichen- und Markenschutz-Gesetzgebung als frei zu betrachten wären und daher von jedermann benutzt werden dürften.
Produkthaftung: Für Angaben über Dosierungsanweisungen und Applikationsformen kann vom Verlag keine Gewähr übernommen werden. Derartige Angaben müssen vom jeweiligen Anwender im Einzelfall anhand anderer Literaturstellen auf ihre Richtigkeit überprüft werden.

Titelbild: © Dr. Robert Kipping (Gestaltung: Ute Schneider, www.u-s-design.com, München)
Gestaltung, Satz, Layout: Schmidt Media Design, München
Druck: AZ Druck und Datentechnik GmbH, Kempten
Printed in Germany

ISBN 978-3-89935-310-5

Inhalt

Vorwort

Liebe Patientinnen, liebe Patienten, liebe Angehörige,

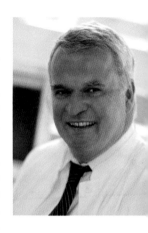

im Laufe nur eines Jahres legen die Buschmänner im südlichen Afrika bei ihren Jagdzügen bis zu 4000 Kilometer zurück. Möglich ist dies, weil wir Menschen durch unsere langen, relativ starken Beine und den aufrechten Gang für schnelles Laufen gut gebaut sind. Hinzu kommt eine effektive Kühlung durch etwa zwei Millionen Schweißdrüsen bei schwacher Behaarung, was sogar ein stundenlanges Laufen zulässt.

Während bei Naturvölkern Fußprobleme eher selten sind, treten sie in den modernen Industrienationen umso häufiger auf. Zurückzuführen ist dies offensichtlich auf ein noch nicht vollständig erforschtes Zusammenspiel zwischen dem dauerhaften Tragen von (z.T. ungeeignetem) Schuhwerk und genetischen Faktoren. Zudem erreichen wir ein immer höheres Lebensalter, sodass unsere Füße uns immer länger tragen müssen.

Dauerhafte Schmerzen an den Füßen kosten uns die Mobilität und können uns „in die Knie zwingen". Das rechtzeitige Erkennen von Störungen im Fußbereich ist daher äußerst wichtig.

Mit diesem Buch möchte ich Ihnen einen Leitfaden zur Therapie Ihrer Fußprobleme an die Hand geben, damit Sie mit Ihrem Arzt die verschiedenen Behandlungsmöglichkeiten „auf Augenhöhe" besprechen können.

Wie schon zuvor gebührt mein Dank dem Springer Medizin Verlag und insbesondere Frau Herzberg und Frau Dr. Hausmann, die mich bei der Entstehung dieses Buches mit hoher Kompetenz und viel Geduld begleitet haben.

Alles Gute wünscht Ihnen

Dr. med. Robert Kipping

1 Wie funktioniert der menschliche Fuß?

Der Fuß (**Abb. 1.1**) überträgt die Last des Körpers über die Fußwurzelknochen auf die Ferse und über die Vermittlung der Mittelfußknochen auf die Ballen und Zehen.

Das Sprungbein (Talus) und Fersenbein (Calaneus) werden als Rückfuß, die Zehen- und Mittelfußknochen als Vorfuß bezeichnet. Der Mensch ist also ein „Tripode", bei dem die Belastung über die drei Punkte Ferse, Großzehenballen und Kleinzehenballen geführt wird. Zwischen Klein- und Großzehenballen spannt sich das Quergewölbe, zwischen Vorfuß und Ferse das Längsgewölbe aus, das durch Bänder und Muskeln stabilisiert wird. Sehr schön lassen sich die Belastungszonen mithilfe einer Pedografie darstellen, wobei der Fuß unter Belastung auf einer Drucksensorplatte abgerollt wird (s. Abb. 6.2).

Das Sprunggelenk besteht aus dem oberen und unteren Sprunggelenk. Das **obere Sprunggelenk** wird aus der sog. Knöchelgabel und

Abb. 1.1: Anatomie des Fußes.
a: Von außen.
b: Von innen.

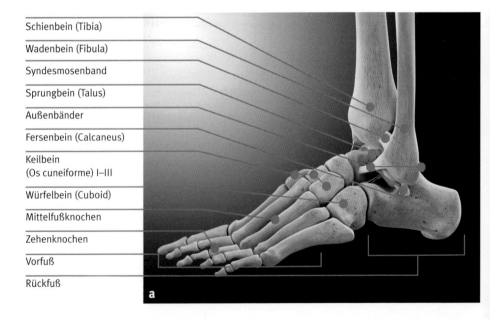

Schienbein (Tibia)

Wadenbein (Fibula)

Syndesmosenband

Sprungbein (Talus)

Außenbänder

Fersenbein (Calcaneus)

Keilbein
(Os cuneiforme) I–III

Würfelbein (Cuboid)

Mittelfußknochen

Zehenknochen

Vorfuß

Rückfuß

a

dem Sprungbein (Talus) gebildet. Die Knöchelgabel besteht aus dem unteren Ende von Schien- und Wadenbein, die durch eine sog. Syndesmose (bindegewebige Knochenverbindung) fest miteinander verbunden sind (s. Abb. 2.7). Darüber hinaus ist das obere Sprunggelenk durch Seitenbänder gesichert. Das obere Sprunggelenk gehört zu einer Sonderform der Scharniergelenke, den sog. Kardangelenken, und zeichnet sich durch eine sehr hohe Kongruenz der Gelenkflächen aus. Im Alltag beim Gehen auf ebenem Boden wird mit ca. 15° Beugung und 10° Streckung nur ein Teil des möglichen Bewegungsausmaßes benötigt (**Abb. 1.2**). Dies ist wahrscheinlich der Grund dafür, dass auch Menschen mit höheren Bewegungseinschränkungen noch relativ gut zurechtkommen.

Bei der täglichen Belastung trägt das Sprunggelenk im Normalfall ein Leben lang konstruktionsbedingt mehr als das Fünffache des Körpergewichts, ohne Schaden zu nehmen, vorausgesetzt, die Beinachse ist gerade. Dies ist umso erstaunlicher, als das Sprunggelenk im Vergleich zum deutlich größeren Kniegelenk eine relativ geringe Gelenk-

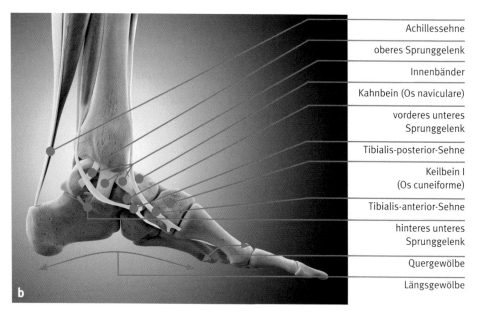

Achillessehne

oberes Sprunggelenk

Innenbänder

Kahnbein (Os naviculare)

vorderes unteres Sprunggelenk

Tibialis-posterior-Sehne

Keilbein I (Os cuneiforme)

Tibialis-anterior-Sehne

hinteres unteres Sprunggelenk

Quergewölbe

Längsgewölbe

Abb. 1.2: Das mögliche Bewegungsausmaß des oberen Sprunggelenks.

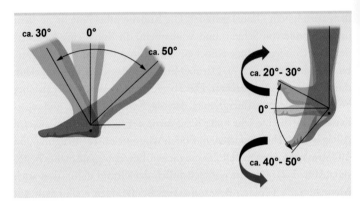

kontaktfläche bietet und zusätzlich die Knorpeldicke des Sprunggelenks (2 mm) weniger als ein Drittel der des Kniegelenks (7 mm) beträgt.

Das **untere Sprunggelenk** ist ein sehr komplexes Gelenk, das die Hebung des Fußaußen- oder -innenrandes (Pronation/Supination) bewerkstelligt (**Abb. 1.3**). Es liegt zwischen Sprungbein und Fersenbein (hinteres unteres Sprunggelenk) sowie zwischen Sprungbein und Kahnbein (vorderes unteres Sprunggelenk, Talonaviculargelenk).

Die fünf Zehengrundgelenke sind Kugelgelenke, die Zwischenzehengelenke Scharniergelenke.

Die gelenkübergreifenden Sehnen und Muskeln steuern die Bewegungen des Fußes.

Abb. 1.3: Das mögliche Bewegungsausmaß des unteren Sprunggelenks.
Links: Pronation;
rechts: Supination.

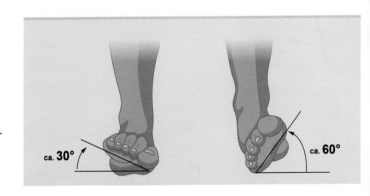

2 Welche Erkrankungen treten am Fuß auf?

2.1 Im Säuglingsalter

Der angeborene Plattfuß

Dieses Krankheitsbild ist eher selten und tritt in der Hälfte der Fälle in Kombination mit weiteren Fehlbildungen (Syndrom) auf. Die Fußsohle erscheint nach außen hin konvex (**Abb. 2.1 b**), und die Fußwurzelknochen sind zur Fußsohle hin verschoben. Die Achillessehne ist verkürzt, der Vorfuß erscheint abgespreizt und überstreckt. Im Röntgenbild ist bei einem angeborenen Plattfuß ein fast 90° steil gestelltes Sprungbein in direkter Verlängerung des Unterschenkels (Talus verticalis) zu sehen. Behandelt wird sofort nach der Geburt durch eine Gipsredression: Dabei wird der Fuß durch kurzzeitig aufeinanderfolgende Gipse (Etappengipse) langsam und schonend in die Korrekturposition „redressiert".

Oftmals ist auch bereits im Babyalter eine operative Therapie und später eine Versorgung mit orthopädischen Einlagen oder orthopädischen Schuhen notwendig.

Der Hackenfuß

Der Hackenfuß ist eine bei Neugeborenen relativ häufige Fußfehlstellung, bei der der Fuß steil nach oben zeigt und sich die Fußsohle nach außen dreht (**Abb. 2.1c**). Ursache ist z. B. eine ungünstige Position mit Platzmangel des ungeborenen Kindes im Mutterleib oder eine erbliche Vorbelastung.

Ein Hackenfuß ist meistens harmlos und verschwindet in der Regel in den ersten Lebenstagen ohne Behandlung von selbst.

In einigen Fällen kann die Fehlstellung sogar so stark ausgeprägt sein, dass der Fußrücken das Schienbein berührt. Dies führt zu einer Fersenstellung, d.h., die Betroffenen laufen auf der Ferse. Der Hackenfuß bildet sozusagen das Gegenstück zum Spitzfuß. Der Spitzfuß stellt z. B. eine Komponente des Klumpfußes (s. S. 15) dar; die Ferse steht hoch und hat keinen Bodenkontakt (**Abb. 2.1d**).

Der Sichelfuß

Der Sichelfuß ist die häufigste Fußfehlstellung beim Baby: Hierbei ist der Vorfuß nach innen gedreht, wodurch der Fuß die Form einer Sichel hat (**Abb. 2.1e**). In den meisten Fällen entsteht ein Sichelfuß wahrscheinlich durch den Platzmangel in der Gebärmutter während der letzten Schwangerschaftswochen.

Sichelfüße sind meistens harmlos und verschwinden im Laufe des Wachstums von selbst. Eltern können die Therapie unterstützen, indem sie die Füße ihres Babys (nach krankengymnastischer Anleitung!) wiederholt in die Normalstellung massieren. Auch ein leichtes Bestreichen des äußeren Fußrands fördert auf neuroreflektorischer Basis die normale Ausrichtung der Füße. Eine Operation kommt bei einem Baby praktisch nie in Betracht.

Abb. 2.1: Fußfehlstellungen bei
Neugeborenen.
a: Normaler
    Säuglingsfuß.
b: Plattfuß.
c: Hackenfuß.
d: Spitzfuß.
e: Sichelfuß.
f: Klumpfuß.

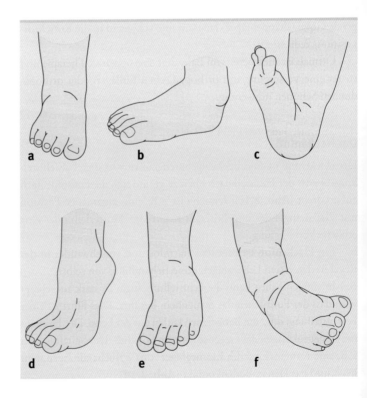

Der angeborene Klumpfuß

Der Klumpfuß (**Abb. 2.1f**) ist eine der schwersten Fußdeformitäten, was eine unmittelbar nach der Geburt einsetzende Therapie notwendig macht. Die Ursache ist unbekannt. Die Häufigkeit beträgt 2 auf 1 000 Geburten, wobei Jungen doppelt so häufig betroffen sind wie Mädchen. In der Hälfte der Fälle sind beide Füße erkrankt. In etwa 10 % der Fälle ist der Klumpfuß Teil eines Fehlbildungssyndroms; daher muss immer auch der gesamte Bewegungsapparat einschließlich der Hüftgelenke mit untersucht werden.

Die Diagnostik ist mittlerweile so weit fortgeschritten, dass Klumpfüße bereits im Mutterleib durch eine Ultraschalluntersuchung erkannt werden können. Die Schweregradeinteilung (Dimeglio I–IV) gibt die Therapierichtlinien vor.

Während früher bereits im Säuglingsalter z. T. sehr ausgedehnte operative Korrekturen durchgeführt wurden, hat sich seit der Jahrtausendwende in Deutschland, unabhängig von der Ursache der Erkrankung, die sog. Ponseti-Methode durchgesetzt. Dabei beginnt die Behandlung bereits unmittelbar nach der Geburt mit schonender Massage und sanfter Korrektur der Fußfehlstellung, die dann im Gipsverband stabilisiert wird. Etappenweise wird versucht, den Fuß in die Normalstellung zu „redressieren". Nach der Redressionsbehandlung verbleibt nahezu immer eine Verkürzung der Achillessehne bzw. der Wadenmuskulatur, sodass in über 90 % der Fälle im Rahmen eines kleinen Eingriffs eine Achillessehnenverlängerung durchgeführt werden muss. Daran schließt sich nochmals eine Gipsphase von etwa 3 Wochen an.

Die weitere Behandlung begleitet das Kind durch das Wachstum, zunächst mit Schienen, später mit sog. 3-Backen-Einlagen bis zum 3. Lebensjahr. Die Weiterbehandlung muss regelmäßige Kontrollen bis zum Abschluss der Skelettreife beinhalten. Wichtig ist eine begleitende Krankengymnastik auf neurophysiologischer Basis (nach Vojta/Bobath).

Sollte die Fehlbildung trotz konsequenter Behandlung nach obigen Richtlinien nicht korrigierbar sein oder es nach Korrektur wieder zu einem Korrekturverlust kommen, ist die Achillessehnenentspannungs-Operation erneut durchführbar, begleitet von Gipsbehandlungen. Nur in Ausnahmefällen sind gelenkeröffnende Operationen notwendig. Ab dem 2. Lebensjahr kann eine Muskel-/Sehnenversetzung des M. tibialis anterior diskutiert werden. Generell gilt: Wichtig für den Erfolg des Gesamtkonzeptes ist die Mitarbeit der Eltern!

Seltene Krankheitsbilder: Polydaktylie, Syndaktylie, Oligodaktylie, Arthrogrypose, neurologische Erkrankungen

Zu den minder schweren Fehlbildungen zählen die Vermehrung der Zehenzahl (Polydaktylie) und die Verwachsung benachbarter Zehen (Syndaktylie), aber auch das teilweise oder vollständige Fehlen von Zehen (Oligodaktylie). Zu den schweren Formen gehören die angeborene Gelenksteife (Arthrogrypose) und neurologische Erkrankungen (z. B. Spastik bei infantiler Zerebralparese). In diesen Fällen ist immer ein spezialisierter Arzt mit viel Erfahrung hinzuzuziehen.

2.2 Im Kindes- und Jugendalter

Typische Verletzungen

An allererster Stelle stehen die sog. „Distorsionen" (Verstauchungen) im Sprunggelenksbereich. Vor allem beim Sport, aber auch beim normalen Laufen, z. B. auf unebenem Untergrund, „knickt" der Fuß nach innen um und es kommt zu mehr oder minder stark ausgeprägten Zerrungen der äußeren Sprunggelenkskapsel mit ihren Außenbandstrukturen (s. Abb. 1.1a).

Begünstigt wird dies beim Kind und Jugendlichen durch die noch bestehende Weichheit der Bänder. Das Ausmaß der Verletzung ergibt sich aus der klinischen Untersuchung, gefolgt von einem Röntgenbild zum Ausschluss eines Knochenbruchs und ggf. ergänzt durch eine Ultraschalluntersuchung und/oder eine Bildwandleruntersuchung. Bei dieser dynamischen Röntgenuntersuchung kann man wie bei einem Film während der Untersuchung röntgen und so z. B. eine Instabilität feststellen (**Abb. 2.2**). Der eingezeichnete Winkel zeigt das Ausmaß der Aufklappbarkeit, wobei ein Winkel > 5° für eine Bandverletzung spricht.

Bei speziellen Fragestellungen (z. B. bei Verdacht auf einen Syndesmosenriss) sollte eine Kernspintomografie veranlasst werden. Je

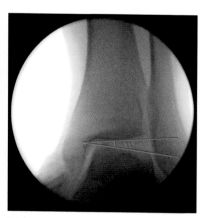

Abb. 2.2: Untersuchung auf Bandver-
letzungen im Sprunggelenksbereich
(Bildwandler, gehaltene Aufnahme).

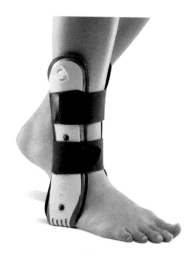

Abb. 2.3: Schiene
(Orthese) zum
Schutz der Außen-
bänder.

nach Verletzungsmuster erfolgt eine Stabilisierung in einer Bandage,
einer Orthese (**Abb. 2.3**) oder in einem ruhigstellenden Gipsschienen-
verband. Bei nicht spontan heilenden Bandschäden, besonders bei den
gefürchteten Syndesmosenverletzungen, wird zu einer Operation geraten, um die Instabilität der Knochengabel zu beheben. Sonst droht
eine frühzeitige Arthrose (Verschleiß) des Gelenks.

Der flexible Knick-Senkfuß

Der Knick-Senkfuß ist einer der häufigsten Gründe für eine
orthopädische Vorstellung im Kindesalter. Im frühen Kindesalter handelt es sich um eine durch die noch vorhandene Weichheit der Bänder
bedingte normale Fußform, die keiner speziellen Therapie bedarf. Bis
zum 7. Lebensjahr sollte sich das Fußlängsgewölbe dann ausgebildet
haben. Die Häufigkeit des Knick-Senkfußes beträgt bei 18 Monate
alten Kleinkindern etwa 97 %, im Vorschulalter noch knapp 50 % und
nach dem 10. Lebensjahr nur noch etwa 4 %. Den Eltern der Kinder
fällt häufig die vermehrte Abnutzung der Schuhsohle im inneren Bereich auf.

Wichtig ist die Unterscheidung zwischen flexiblen (= weichen), rigiden (= festen) und neurologischen (= im Rahmen von Erkrankungen mit Beeinträchtigung der Nervenfunktion) Knick-Senkfüßen. Die Unterscheidung wird klinisch getroffen: Im Zehenspitzenstand richtet sich der flexible Knickfuß wieder auf, während der rigide in der Fehlstellung verbleibt.

Beschwerdefreie Knick-Senkfüße müssen meistens nicht behandelt werden. Nur bei Schmerzen sollten neben einer klinischen Untersuchung Röntgenbilder des Fußes angefertigt werden. In der klinischen Untersuchung ist neben der Prüfung der Flexibilität insbesondere auch auf eine Verkürzung der Wadenmuskulatur zu achten, da ein Spitzfuß häufig durch einen Knick-Senkfuß maskiert wird. Der flexible Knick-Senkfuß wird vor allem mit Einlagen therapiert, jedoch existiert bisher in der Literatur kein echter Beleg für deren Wirksamkeit. Empfohlen werden Barfußgehen und die Durchführung spielerischer Fußgymnastik (Greifübungen der Zehen, Zehenspitzenstand), um das muskuläre Gleichgewicht wiederherzustellen.

Der rigide Knick-Senkfuß

Nur für die schmerzhaften rigiden (festen, nicht flexiblen) sowie die neurologischen Knick-Senkfüße werden operative Therapien empfohlen. Am bekanntesten ist die sog. Calcaneus-Stopp-Operation (subtalare Schraubenarthrorise).

Hierbei wird in Narkose in minimalinvasiver Technik über einen wenige Zentimeter langen Hautschnitt von außen eine kleine Schraube in den Bereich der Fußwurzel eingebracht. Die Operation dauert nur 10–15 Minuten. Diese Maßnahme verhindert die übermäßige Beweglichkeit im unteren Sprunggelenk und damit das Absinken des Fußes nach innen. Im Verlauf des weiteren Wachstums passt sich die Fußwurzel an, sodass nach 2–3 Jahren die Voraussetzungen einer dauerhaften Korrektur gegeben sind und die Schraube wieder entfernt werden kann. Der empfohlene Operationszeitpunkt liegt im Alter zwischen 8 und 12, maximal 13 Jahren, damit noch ein ausreichendes Restwachstum zur Anpassung vorhanden ist.

Nur in sehr schweren Fällen ist eine Versetzung der Sehne des Tibialis-anterior-Muskels auf den inneren Fußrand zur Hebung des Längsgewölbes oder eine knöcherne Verschiebeoperation des Fersenbeins notwendig (s. Abb. 2.10). Nach derartigen Eingriffen kann das Kind in der Regel rasch wieder aufbelasten. Schulsport sollte für 3–4 Wochen pausiert werden. Wichtig ist die regelmäßige Befundkontrolle, um den Zeitpunkt der Schraubenentfernung zu bestimmen.

Hallux valgus beim Kind und Jugendlichen

Der Begriff Hallus valgus bezeichnet einen Schiefstand der Großzehe (**Abb. 2.4 a, b**). Definitionsgemäß spricht man bei Kindern bis zum 10. Lebensjahr von einem kindlichen Hallux valgus und zwischen dem 11. und 18. Lebensjahr von einem juvenilen (jugendlichen) Hallux valgus.

Die Häufigkeit beträgt 1,6 %, wobei Mädchen etwa 5-mal häufiger betroffen sind als Jungen, wahrscheinlich durch das genetisch bedingt lockerere Bindegewebe. Da der kindliche Hallux valgus zumeist keinerlei Beschwerden verursacht, erfolgt der erste Arztkontakt oft erst jenseits des 10. Lebensjahres wegen des „atypischen Aussehens" oder

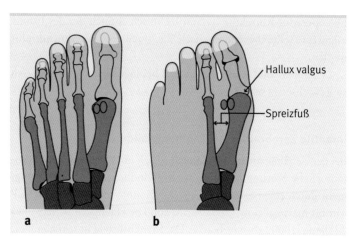

Hallux valgus

Spreizfuß

a   b

Abb. 2.4:
a: Normale Stellung der Zehen.
b: Schiefstellung der Großzehe = Hallux valgus.

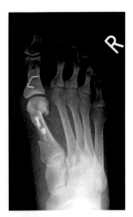

Abb. 2.5: Operative Korrektur des Hallux valgus (Röntgenbild).

Druckstellen im Schuh. Schmerzen spielen eine eher untergeordnete Rolle. Wie beim Erwachsenen werden der Hallux-valgus-Winkel und der Intermetatarsalwinkel bestimmt (s. S. 26 f.). Grundsätzlich ist es möglich, durch einen die Wachstumsfuge beeinflussenden kleinen Eingriff mit temporärem Einsetzen einer Schraube eine Korrektur herbeizuführen. Diese Eingriffe sollten jedoch ausschließlich den schweren Fällen vorbehalten bleiben, zumal die Wiederauftretensrate relativ hoch ist. Das Verfahren ist wie beim Erwachsenen (**Abb. 2.5**): Der erste Mittelfußknochen wird nach schräger Durchtrennung in die Korrekturposition verschoben; wenn noch eine Restdeformität verbleibt, kann zusätzlich ein kleiner Knochenkeil aus dem Großzehengrundglied entnommen werden. Stabilisiert wird mit kleinen Titanschrauben bzw. Klammern. Diese Implantate stören nicht und können belassen werden.

Zehendeformitäten, z. B. Digitus quintus varus

Es handelt sich hierbei um die Schiefstellung der Kleinzehe, analog dem Hallux valgus der Großzehe. Die Kleinzehe biegt sich in Richtung der 4. Zehe, und es entsteht ähnlich wie beim Großzehenballen ein Ballen am Kleinzehengrundgelenk (**Abb. 2.6**). Dieser wird im englischen Sprachraum sehr anschaulich als „tailor's bunion" (Schneiderballen) bezeichnet, da im Schneidersitz hier ein Druckpunkt entsteht. Die operative Korrektur verläuft technisch ähnlich der des Hallux valgus und sollte ebenfalls erst nach Wachstumsabschluss durchgeführt werden.

Hammer- und Krallenzehen sind bei Jugendlichen im Vergleich zu Erwachsenen sehr selten.

Infantile Zerebralparese, Lähmungsbilder

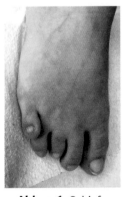

Abb. 2.6: Schiefstellung der Kleinzehe (Digitus quintus varus).

Bei der Zerebralparese (CP) handelt es sich um eine bleibende sensomotorische Störung infolge einer frühkindlichen Hirnschädigung, meist durch einen Sauerstoffmangel, z. B. unter der Geburt. Die CP tritt bis maximal zum 2. Lebensjahr auf. Die Häufigkeit beträgt etwa 2 Fälle auf 1000 Lebendgeborene. Das Krankheitsbild ist sehr komplex,

und die Beteiligung der Füße z. B. in Form kontrakter (fester) Spitz-
füße stellt lediglich ein Symptom unter vielen dar. Das Behandlungs-
konzept umfasst daher viele Fachdisziplinen, wobei der Orthopäde die
Gesamtheit der Körperstatik und der Bewegungsmuster im Blick hat.
Auch diese Störung sollte durch einen Spezialisten bzw. ein erfahrenes
Zentrum behandelt werden.

Juvenile Polyarthritis

Der Begriff Polyarthritis bezeichnet die Entzündung mehrerer Gelenke
(Gelenkrheuma). Die Erkrankung gehört zu den Autoimmunerkran-
kungen, und selten sind nur die Füße betroffen. Schätzungsweise
20–30 von 100 000 Kindern unter 16 Jahren haben eine rheumatische
Erkrankung. Es kommt zu einer chronischen Entzündung der Gelenkschleimhäute, die Schmerzen und Schwellungen (oft das erste Symptom
im Jugendalter) der betroffenen Gelenke verursacht. Behandelt wird
zunächst medikamentös; der operativ tätige Orthopäde kommt allenfalls zum Einsatz, wenn zusätzlich z. B. eine Entfernung der chronisch
entzündeten Gelenkschleimhaut geplant ist.

2.3 Im Erwachsenen- und Seniorenalter

Typische Verletzungen des Fußes, z. B. Sportverletzungen

Durch die zunehmende sportliche Aktivität der Bevölkerung, auch im
höheren Lebensalter, sind Verletzungen des Sprunggelenks häufiger
geworden. Jenseits des Kindes- und Jugendalters herrschen mit zunehmender Verfestigung der Bänder knöcherne Verletzungen vor, vor allem
der Außenknöchelbruch. Als Begleitverletzung sieht man häufiger auch
eine Verletzung der Syndesmosenbänder, die die Knöchelgabel stabilisieren (**Abb. 2.7**). In diesen Fällen sollte operiert werden, da sonst
durch die Instabilität vorzeitig eine Arthrose droht. Dabei fixiert eine
Stellschraube die Knöchelgabel, bis die Syndesmose wieder verheilt ist
(**Abb. 2.8**). Üblicherweise wird die Schraube unter lokaler Betäubung
nach 6 Wochen wieder entfernt. Erst dann darf wieder voll belastet
werden.

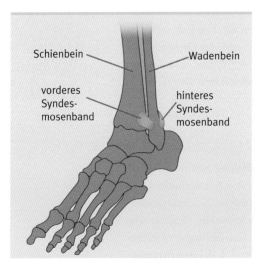

Abb. 2.7: Syndesmosenbänder, die die Knöchelgabel stabilisieren.

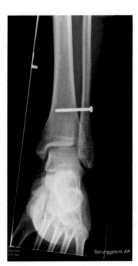

Abb. 2.8: Operative Korrektur bei Verletzung der Syndesmose der Knöchelgabel (Röntgenbild).

Fußfehlformen des Längsgewölbes

Ballenhohlfuß, verbleibender (postoperativer) Klumpfuß
Diese Fußfehlformen sind im Erwachsenenalter grundsätzlich nicht mehr ohne Operation korrigierbar. Es handelt sich häufig um verbleibende Fehlformen im Rahmen neurologischer Erkrankungen, z. B. bei einer Spastik. In milderen Fällen reichen Einlagenversorgungen bzw. Schuhzurichtungen, in allen anderen Fällen mit entsprechenden Beschwerden kommen nur operative Korrekturen in Betracht. Wenn eine Kontraktur (Verkürzung) der Achillessehne vorliegt, kann eine Verlängerungsoperation möglicherweise das Gangbild verbessern.

Der erworbene Plattfuß des Erwachsenen
Hierbei handelt es sich um eine langsam fortschreitende Fehlstellung des gesamten Fußes mit Verlust der inneren Fußwölbung (Längsgewölbe) mit Fehlstellung des Vorfußes gegenüber dem Rückfuß und

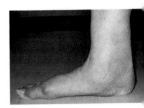

Funktionsverlust des Fußes in der Belastungsphase (**Abb. 2.9**). Die Ursache ist eine zunehmende Degeneration (Verschleiß) und Verlängerung der Sehne des Muskels Tibialis posterior in der Umgebung des Innenknöchels, was mit einem Verlust der Zugkraft verbunden ist (s. Anatomiebild Abb. 1.1b). Dort ist in der Regel auch ein punktueller Druckschmerz auslösbar. Ein akuter Riss der an sich kräftigen Sehne ist äußerst selten. Es kommt zu einer zunehmenden X-Fehlstellung der Ferse und schließlich zu einem Einknicken des Fußes nach innen. Begünstigt werden soll dies durch Erkrankungen wie die rheumatoide Arthritis und Diabetes mellitus, eine länger andauernde Kortisoneinnahme und auch durch Übergewicht. Aber auch der jugendliche (anlagebedingte) Knick-Plattfuß mündet häufiger in dieses Krankheitsbild.

Abb. 2.9: Erworbener Plattfuß des Erwachsenen.

Während in frühen flexiblen Stadien noch eine Einlagenversorgung mit betonter Längsgewölbstütze hilfreich sein kann, sollte bei länger als 3 Monate bestehender Sehnenscheidenentzündung mit einer operativen Entfernung der chronisch entzündlich veränderten Sehnenscheide nicht mehr gewartet werden. Später muss eine Korrektur-OP stattfinden, da sich die Deformität auf das gesamte Gangbild auswirkt und schließlich ein dynamischer Gang nicht mehr möglich ist. Unbehandelt kommt es zu einem tapsigen, kleinschrittigen Gangbild. Nur mit einer konsequenten, stadiengerechten Therapie kann das Fortschreiten verhindert werden.

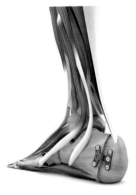

Die Diagnostik im akuten Stadium der Sehnenscheidenentzündung gelingt durch eine Ultraschalluntersuchung mit Nachweis einer Ergussbildung um die Sehne. Klinische Tests ergänzen die Diagnose, die schließlich durch eine Kernspintomografie (MRT) erhärtet wird.

Operativ kann die krankhaft veränderte Tibialis-posterior-Sehne durch Versetzung einer anderen Sehne am Fuß (Flexor-digitorumlongus-Sehne) verstärkt werden (Augmentation). Zur mechanischen Entlastung der versetzten Sehne sollte eine Korrekturosteotomie des Fersenbeins hinzugefügt werden (**Abb. 2.10**). In diesem Zusammenhang hat sich die Verschiebeosteotomie des Fersenbeins oder die Verlängerungsosteotomie des Fersenbeins als technisch vergleichsweise einfaches und relativ komplikationsarmes Verfahren etabliert. Durch die dosierte seitliche Verschiebung des Fersenbeins nach innen ändert

Abb. 2.10: Operative Korrektur des erworbenen Plattfußes des Erwachsenen durch Fersenbeinverschiebeosteotomie.

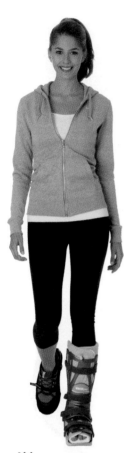

Abb. 2.11:
Vacoped-Stiefel.

sich die Stellung des Rückfußes, und das eingesunkene Längsgewölbe wird entsprechend aufgerichtet. Eine spezielle Stufenplatte sichert die Korrektur.

Später in fortgeschrittenen Fällen mit zunehmendem Kollaps des Fußes in die X-Fehlstellung kommt nur noch die Versteifung (Arthrodese) des unteren Sprunggelenks (subtalare Arthodese) oder gar des oberen und unteren Sprunggelenks (Tripel-Arthrodese) in Betracht.

Die Nachbehandlung orientiert sich am gewählten operativen Verfahren; mit Ausnahme des frühen Stadiums, in dem lediglich ein Weichteileingriff mit Synovektomie (Entfernung der entzündeten Schleimhaut des Sehnengleitlagers) durchgeführt wird, ist eine Heilung der Sehnenrekonstruktion und der Fersenbeinosteotomie nicht vor der 10.–12. Woche zu erwarten. So lange muss ein Gips oder später eine Orthese (z. B. Vacoped-Stiefel, **Abb. 2.11**) getragen werden, wobei der gewünschte Sprunggelenkswinkel zwischen Fuß und Unterschenkel eingestellt werden kann. Im Gegensatz zu einem herkömmlichen Gipsverband ist der Tragekomfort eines solchen gepolsterten Stiefels erheblich größer, und der Stiefel kann unter kontrollierten Bedingungen abgenommen werden (Körperhygiene, Verbandswechsel etc.).

Fußfehlformen des Quergewölbes und Gelenkverschleiß

Senk-Spreizfuß

Der mit einem Hallux valgus kombinierte Senk-Spreizfuß wird zusammen mit dieser Fehlstellung behandelt (s. S. 26 ff.).

Beim isolierten Senk-Spreizfuß weichen die Mittelfußknochen zum Spreizfuß auseinander; dabei bekommen die Köpfchen der Zehen 2–4 Bodenkontakt und verursachen so Schmerzen (**Abb. 2.12 a, b**).

Später entwickelt sich durch den Druck eine Fußsohlenschwiele unter den Köpfchen des 2. und 3. Mittelfußknochens (**Abb. 2.12 c**). Das häufig geübte Abhobeln dieser Schwielenbildung ist sinnlos; behandelt man den Spreizfuß nicht, bildet sich die Schwiele immer wieder.

Der Grund für einen Spreizfuß ist nicht mangelnde Bewegung, sondern meistens das Tragen ungeeigneten Schuhwerks, vor allem von Absatzschuhen. In hochhackigen Pumps ist die Vorfußbelastung ver-

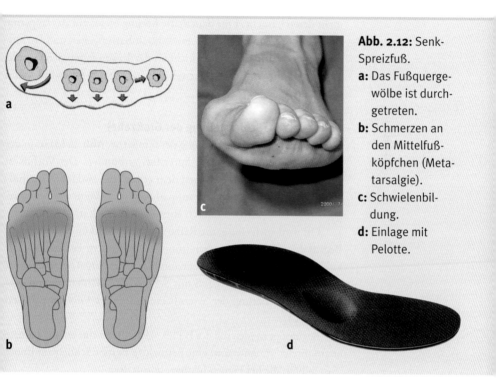

Abb. 2.12: Senk-Spreizfuß.
a: Das Fußquerge-wölbe ist durch-getreten.
b: Schmerzen an den Mittelfuß-köpfchen (Meta-tarsalgie).
c: Schwielenbil-dung.
d: Einlage mit Pelotte.

fünffacht. Ein weiterer Grund ist eine genetisch bedingte Bindege-websschwäche, vor allem bei Frauen.

Grundsätzlich verursacht der Senk-Spreizfuß alleine mit Ausnah-me kurzzeitiger entzündlicher Episoden (entzündlicher Senk-Spreizfuß) wenig Probleme, er begünstigt jedoch die Entstehung des Hallux val-gus und auch der Hammer- und Krallenzehen (s. dort).

Wenn beim Laufen Schmerzen und Schwielen unter den mittle-ren Mittelfußköpfchen auftreten, sollte das Quergewölbe durch eine „Pelotte" wieder angehoben werden. Diese Pelotte kann in einer Ein-lage eingearbeitet sein (**Abb. 2.12 d**) oder als Klebepelotte in den Schuh eingepasst werden. Diese Maßnahmen führen zwar, eventuell kurzfristig kombiniert mit entzündungshemmenden Medikamenten (Diclofenac, Ibuprofen), zur Beschwerdelinderung, beseitigen jedoch nicht deren Ursache. Eine dauerhafte Lösung bietet nur das langsame Aufbauen der Fußmuskulatur, etwa durch Barfußgehen und Barfußlaufen. Bei Naturvölkern, die nicht an das Tragen festen Schuhwerks gewöhnt sind, wird daher der schmerzhafte Senk-Spreizfuß kaum beobachtet.

Hallux valgus (Schiefstellung der Großzehe)

Der Hallux valgus (Schiefstellung der Großzehe, **Abb. 2.13**) ist in der Regel mit einem krankhaften Spreizfuß verbunden. Der Vorfuß ist verbreitert, der Winkel zwischen dem ersten und zweiten Mittelfußstrahl (Intermetatarsalwinkel) auf pathologische Werte > 9 Grad vergrößert (s. Abb. 2.14). Dadurch entsteht ein Druck im Schuh.

Oft wird auch eine ganze Reihe von Fußerkrankungen unter dem Begriff des „Hallux-valgus-Syndroms" subsummiert: Fehlstellung der Großzehe, Ballenbildung mit entzündlich verändertem Schleimbeutel und Schuhkonflikt, Spreizfuß mit Schmerzen über dem Fußquergewölbe, Dezentrierung der Sesambeine unter dem Großzehenballen (**Abb. 2.14**).

Begünstigt werden soll der Hallux valgus durch eine anlagebedingte anatomische Variante und eine vermehrte Bandweichheit und/oder -instabilität, die bei Frauen häufiger anzutreffen ist.

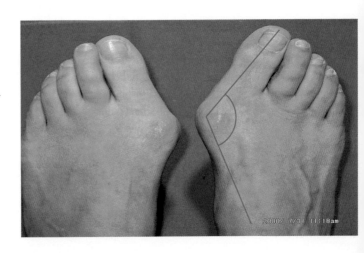

Abb. 2.13: Hallux valgus. Fehlstellung der Großzehe und verbreiterter Vorfuß. Eingezeichnet ist der Hallux-valgus-Winkel.

Der Hallux valgus kann operativ durch eine Osteotomie (Knochendurchtrennung) korrigiert werden. Prinzipiell ist die Korrektur stets am Ort der Fehlstellung durchzuführen, d.h., wenn die Deformität eher körperfern (also mehr zehenwärts) ist, dann wird dort korrigiert, und wenn die Deformität eher körpernah (also Richtung Sprunggelenk) orientiert ist, wird dort operiert.

Voraussetzung ist immer eine unter Belastung des Fußes hergestellte Röntgenaufnahme (**Abb. 2.15**), denn nur diese erlaubt eine korrekte Ermittlung des Intermetatarsalwinkels.

Die knöchernen Korrekturmaßnahmen werden immer durch Weichteilmaßnahmen ergänzt (z.B. Sehnenverlagerung des Adductor hallucis).

Beispielhaft sollen folgende drei am häufigsten angewandten OP-Verfahren aus der schier unübersichtlichen Menge der angebotenen Techniken kurz dargestellt werden:

>> **Scarf-Osteotomie: Dreidimensionale Verschiebung des 1. Mittelfußknochens.** Hierbei wird der Knochen Z-förmig durchtrennt und mit kleinen Titanschrauben fixiert (**Abb. 2.16 a, b**). Diese weisen unterschiedliche Gewindesteigungen auf und setzen den Knochen unter hohen Druck, was eine rasche Knochenheilung ermöglicht (**Abb. 2.16 b**). Das Prinzip diese Technik ist von der

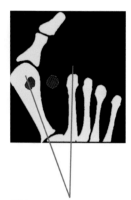

Abb. 2.14: Hallux-valgus-Syndrom. Spreizfuß mit Dezentrierung der Sesambeine unter dem Großzehenballen (Intermetatarsalwinkel eingezeichnet).

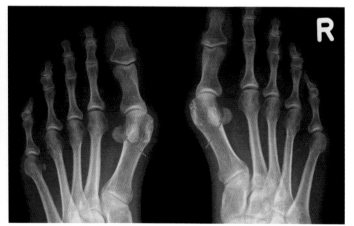

Abb. 2.15: Hallux valgus (Röntgenbild). Gut erkennbar sind die nicht mehr auf die Mittelfußköpfchen zentrierten Sesambeine (Pfeile).

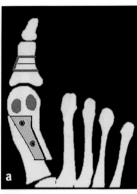 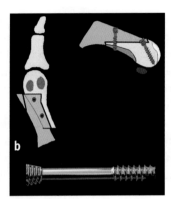 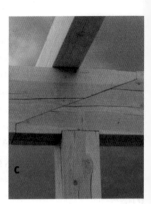

Abb. 2.16: Prinzip der Scarf-Osteotomie.
a: Z-förmige Knochendurchtrennung. So wird der Intermetatarsalwinkel wieder korrigiert, gut erkennbar an der nun wieder zentrierten Position der Sesambeine (vgl. Abb. 2.14).
b: Die Fixierung mit Titanschrauben bietet eine hohe Stabilität.
c: Das Prinzip entspricht der Verzargungstechnik von Dachbalken.

Verzargungstechnik der Zimmerleute entlehnt (**Abb. 2.16 c**). Diese ermöglicht eine sehr sichere Verbindung der Dachbalken und kann auf den Knochen übertragen werden (**Abb. 2.17 a, b**).

In der Regel kann der Fuß nach 4 Wochen wieder im normalen Schuh aufbelastet werden.

›› **Scarf-Osteotomie kombiniert mit Akin-Osteotomie:** Ein stärker ausgeprägter Hallux valgus (**Abb. 2.18 a**) erfordert zusätzlich zur Scarf-Osteotomie eine Knochenkeilentnahme des Großzehengrundglieds („Akin-Operation"), die über den gleichen Schnitt am Fußinnenrand durchgeführt wird. Die Stabilisierung wird mittels einer kleinen Titanklammer vorgenommen (**Abb. 2.18 b**). Im Bild erkennt man darüberhinaus die Korrektur der Verrenkung der 2. Zehe durch eine Verkürzungsosteotomie („Weil-Operation"). Auch hier sichert eine kleine Titanschraube die Position. Das Gelenk steht wieder korrekt.

›› **Basisosteotomie kombiniert mit Akin-Osteotomie:** Korrektur an der Mittelfußknochenbasis bei größerem Korrekturbedarf. In

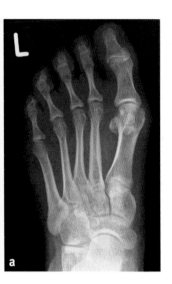
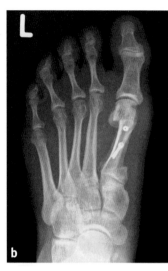

Abb. 2.17
a: Mittelgradig aus-
geprägter Hallux
valgus (Röntgen-
bild vor OP).
b: Vollständige
Korrektur mittels
Scarf-Osteotomie
(Röntgenbild
nach OP).

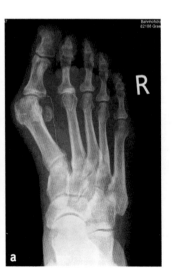
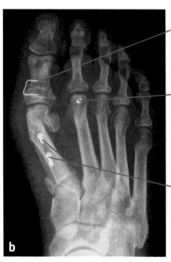

Akin-OP mit Klammer

Weil-Osteotomie mit
kleiner Schraube im
Mittelfußköpfchen 2

Scarf-Osteotomie,
durch 2 Titanschrau-
ben gesichert

Abb. 2.18: Stärker ausgeprägter Hallux valgus.
a: Die Sesambeine sind erheblich dezentriert. Zudem ist die 2. Zehe
aus dem Gelenk gesprungen (Luxation) (Röntgenbild vor OP).
b: Scarf-Osteotomie kombiniert mit Akin-Osteotomie (nach OP).

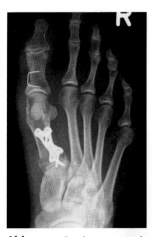

Abb. 2.19: Basisosteotomie kombiniert mit Akin-Osteotomie.

einigen Fällen ist die Fehlstellung des 1. Fußstrahls mehr zum Sprunggelenk hin orientiert. Da man stets eine Korrektur am Ort der Fehlstellung anstrebt, muss entsprechend weiter zur Fußwurzel hin korrigiert werden. Die Stabilisierung erfolgt dann durch eine kleine dünne Titanplatte (**Abb. 2.19**). Im abgebildeten Fall war zusätzlich zum vollständigen Ausgleich eine „Akin-Osteotomie" (s.o.) erforderlich.

Wenn in Sonderfällen die Fehlstellung mit einer (schmerzhaften) Instabilität des Mittelfuß-/Fußwurzelgelenks verbunden ist, wird noch weiter in Richtung Sprunggelenk operiert. Es ist dann im Rahmen einer Operation möglich, sowohl die Instabilität als auch die Fehlstellung zu behandeln, indem das Gelenk in Idealstellung versteift wird (sog. Lapidus-Arthrodese, **Abb. 2.20**).

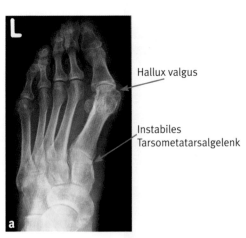

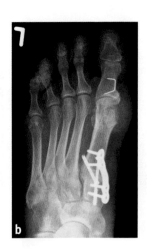

Hallux valgus

Instabiles Tarsometatarsalgelenk

Abb. 2.20: Lapidus-Arthrodese.

a: Neben dem typischen Hallux valgus besteht eine schmerzhafte Instabilität im Mittelfußbereich (Röntgenbild vor OP).

b: Vollständige Korrektur des Hallux valgus durch Akin-OP und Versteifung des instabilen Tarsometatarsalgelenks mit Titanplatte und Zugschrauben.

Während der Nachbehandlung kann sofort im Verbandsschuh (**Abb. 2.21**) oder Vacoped-Schuh (**Abb. 2.23**) mobilisiert werden. Daher sind diese Eingriffe bei geeigneten Patienten mit gesicherter häuslicher Versorgung grundsätzlich auch ambulant durchführbar. Der Verbandsschuh dient in der Phase direkt nach der OP im Normalfall für 4 Wochen (bis 6 Wochen) der Stabilisierung des Vorfußes. Die starre Sohle verhindert eine Abrollbewegung über dem OP-Gebiet; die Klettverschlüsse erlauben die Anlage eines Verbands.

Begleitend kann für die ersten 4 Wochen eine Hallux-valgus-Nachtlagerungsschiene getragen werden (**Abb. 2.22**). Auch wenn es oft behauptet wird, kann eine solche Schiene einen Hallux valgus ohne Operation nicht korrigieren. Das Anwendungsgebiet liegt eher in der Nachbehandlung nach einer Korrektur-OP. Die Schiene wird nur nachts angelegt und erlaubt nicht das Tragen eines Schuhs.

Der Vacoped-Schuh, die kleinere Variante des Vacoped-Stiefels (vgl. Abb. 2.11), entlastet den Mittelfuß und die Fußwurzel. Er ist für alle Operationen geeignet, die eine länger andauernde Schonung, z. B. nach Versteifungseingriffen, erfordern. Die Vorteile gegenüber dem Gipsschuh liegen wieder im Tragekomfort und der Möglichkeit der Abnahme zum Verbandswechsel und zur Durchführung der Körperhygiene.

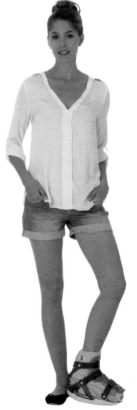

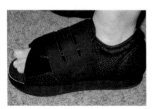

Abb. 2.21: Verbandsschuh.

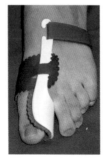

Abb. 2.22: Hallux-valgus-Nachtschiene.

Abb. 2.23: Vacoped-Schuh.

Hallux rigidus (Arthrose des Großzehengrundgelenks)

Beim Hallux rigidus handelt es sich um eine langsam fortschreitende Arthrose des Großzehengrundgelenks (**Abb. 2.24**). Es kommt zur zunehmenden Verformung der Knochen, zu entzündlichen Veränderungen und schließlich zur fortschreitenden Gelenkeinsteifung. Oft sind schon beim Betrachten des Gelenks Knochenanbauten erkennbar. In einigen Fällen trifft man ein Nebeneinander von Hallux valgus und Hallux rigidus (= Hallux rigido-valgus).

Die Betroffenen haben zunehmende Schmerzen beim Abrollvorgang. Typisch ist die relative Beschwerdearmut in festem Schuhwerk (Bergschuh/Skischuh), da das schmerzhafte Gelenk dann ruhiggestellt ist. Diesen Umstand macht man sich zunutze, indem man in der Frühphase der Erkrankung eine das Grundgelenk ruhigstellende Einlage mit sog. „Rigidusfeder" (**Abb. 2.25**) verordnet. Später ist diese Maßnahme nicht mehr ausreichend, und es kommen operative Konzepte in Betracht.

Als Standardmethode beim Hallux rigidus galten früher die sog. **Resektionsarthroplastiken** (z. B. die OP nach Keller/Brandes). Dabei wird die Korrektur durch die Entnahme eines Knochenanteils aus dem Zehengrundglied erzielt, die Verkürzung des Zehenstrahls wird in Kauf

Abb. 2.24: Hallux rigidus.
a: Ansicht von oben.
b: Ansicht von der Seite.

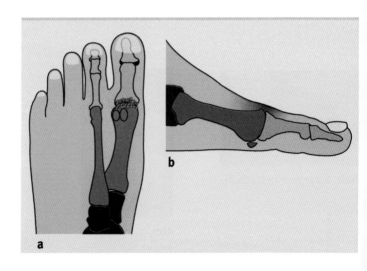

genommen. Zur Stabilisierung der Korrekturmaßnahme wird regelmäßig für 10–12 Tage ein axialer Kirschnerdraht eingebracht (**Abb. 2.26 – 2.27**). Vorteil der Methode ist die rasche Vollbelastungsmöglichkeit nach Wundheilung nach etwa 2 Wochen. Der Vorfußentlastungsschuh muss dann lediglich für 2 Wochen getragen werden. Ergänzt werden kann dieses Nachbehandlungskonzept mit einer Hallux-valgus-Nachtschiene (s. Abb. 2.22).

Die Resektionsarthroplastiken kommen heutzutage nur noch bei betagten Patienten mit geringerem funktionellem Anspruch oder als Rückzugs-OP nach fehlgeschlagenen gelenkerhaltenden Maßnahmen infrage. Stattdessen werden gelenkerhaltende Maßnahmen, Endoprothesenimplantation und Versteifungs-OPs durchgeführt.

Gelenkerhaltende Osteotomien am ersten Strahl sind bis zum Stadium II (= höhergradige Knorpelschäden bzw. teilweise vollständiger Knorpelverlust im streckwärtigen Gelenkanteil) möglich. Ziele sind eine Druckentlastung des Gelenks durch Verkürzung, eine Annäherung des Großzehengrundgelenks fußsohlenwärts, damit es wieder Last

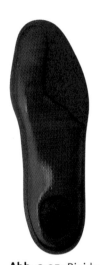

Abb. 2.25: Rigidus-einlage (Ansicht von unten).
Das eingebaute Stabilisierungselement (rot) schont das schmerzhafte Gelenk.

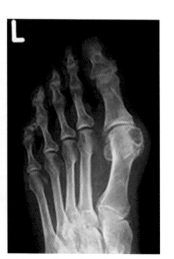

Abb. 2.26: Hallux rigidus (Röntgenbild).

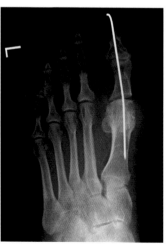

Abb. 2.27: Hallux rigidus-OP nach Keller/Brandes, Fixierung mit Kirschnerdraht (Röntgenbild).

übernehmen kann (s. Anatomie S. 10, Mensch ist Tripode!), sowie eine Harmonisierung der Gelenklinie. In den Anfangsstadien des Hallux rigidus können mit solchen operativen Maßnahmen gute Ergebnisse erzielt werden, ohne dass man sich später notwendige weitere operative Maßnahmen verbaut.

Lediglich wenn beide Gelenkflächen vollständig zerstört sind, kommt nur noch eine **Versteifung des Gelenks** infrage (s. Abb. 2.30).

Der **Gelenkersatz des Großzehengrundgelenks** wurde unter Verwendung von Acrymaterial bereits 1877 durchgeführt, also 13 Jahre vor dem ersten Einbau eines künstlichen Hüftgelenks! Die Ergebnisse waren unbefriedigend, sodass erst in den Fünfziger- und Sechzigerjahren des zwanzigsten Jahrhunderts das Thema wieder aufgenommen wurde. Problematisch waren stets die massiven Scherkräfte, die die Verankerung der Implantate bedrohten, und die enorme dynamische Belastung der Prothetik.

Als ideales Indikationsspektrum erweist sich das bewegungsschmerzhafte Gelenk noch ohne wesentliche Einsteifungstendenz; sonst ist nach wie vor der Versteifung der Vorzug zu geben.

Die Silikon-Endoprothesen nach Swanson gelten heute als am besten nachuntersucht und stellen gewissermaßen den „Goldstandard" des Gelenkersatzes dar (**Abb. 2.28**). Sie eignen sich vor allem für ältere Patienten mit einem rheumatisch zerstörten Großzehengrundgelenk und geringem Mobilitätsanspruch. Das Silikonelement zwischen den Metallzapfen zur Verankerung im Knochen sichert die Beweglichkeit. Leider kam es bei diesen Modellen zu einem erheblichen Abbrieb mit katastrophalen Folgen, sodass dieser Prothesentyp verlassen worden ist.

Forderungen an die Prothetik sind nach wie vor Schmerzfreiheit, gute Gelenkbeweglichkeit und Kraftentwicklung für einen flotten Gang, eine kosmetisch ansprechende Stellung der Großzehe und eine lange Haltbarkeit des Implantats. Diese Forderungen können gegenwärtig nur teilweise erfüllt werden; während die 5-Jahres-Ergebnisse noch recht ermutigend sind, sind die langfristigen Daten noch nicht überzeugend. Die Endoprothetik des Großzehengrundgelenks ist aus der Experimentierphase noch nicht herausgetreten (**Abb. 2.29**).

Für alle fortgeschrittenen Fälle eines Hallux rigidus empfiehlt sich die **Arthrodese**, also die **Versteifung des Großzehengrundgelenks** in

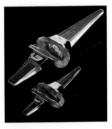

Abb. 2.28:
Swanson-Silikon-
prothese.

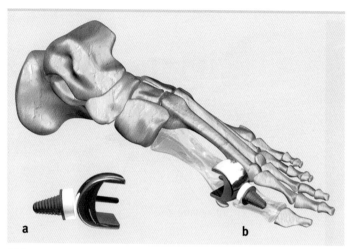

Abb. 2.29: Prothese ToeMobile®.
a: Polyäthylenlager zwischen den Knochenimplantaten.
b: Prothese im Knochenmodell eingebaut.

Funktionsstellung. Sie hat sich in den letzten Jahren als sehr sicheres und erfolgreiches Verfahren zur Behandlung der fortgeschrittenen Arthrose dieses Gelenks etabliert und ganz klar die früher übliche Resektionsarthroplastik (z. B. OP nach Keller/Brandes) verdrängt.

Sehr vorteilhaft für den Betroffenen ist die erhaltene Länge des ersten Fußstrahls, verbunden mit vollem Krafterhalt und Dynamik beim Gehen. Bei korrekter Technik lässt sich mit den heute verfügbaren winkelstabilen Plattensystemen (**Abb. 2.30 b**) eine rasche knöcherne Heilung mit schmerzloser Vollbelastung erzielen, was gerade für körperlich aktive Personen mit stärkerer beruflicher Belastung ideal ist. Nachteilig ist, dass es relativ häufig zu sog. Tranfermetatarsalgien kommt, d. h. überlastungsbedingten schmerzhaften/entzündlichen Reaktionen der benachbarten Strukturen des Fußquergewölbes, die dann ggf. einen weiteren operativen Eingriff erfordern (s. Abb. 2.18 b: Weil-Osteotomie). Auch ist Vorsicht geboten bei gleichzeitigem Vorliegen einer Endgelenksarthrose, da dann der postoperative Abrollvorgang erheblich gestört sein kann.

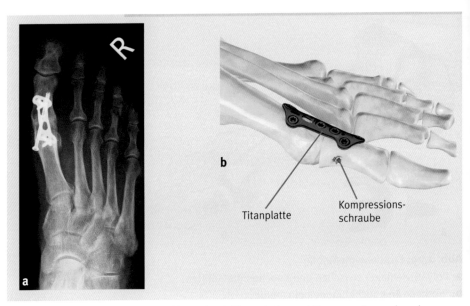

Abb. 2.30: Hallux rigidus. Versteifung durch Titanplatte und Kompressionsschraube.
a: Röntgenbild.
b: Knochenmodell.

Zehenfehlstellungen: Digitus quintus varus, Hammerzehen, Krallenzehen

Der **Digitus quintus varus** ist gewissermaßen das Pendant des Hallux valgus auf der Kleinzehenseite. Die Kleinzehe biegt sich in Richtung der 4. Zehe, und es entsteht ähnlich wie beim Großzehenballen ein Ballen am Kleinzehengrundgelenk. Schmerzen kann die entstehende Schwiele am Fußaußenrand bereiten („tailor's bunion"); darüber hinaus entstehen Schmerzen im Schuh durch Platzmangel und Druck, wenn die Kleinzehe sich durch die Schiefstellung unter oder über die Nachbarzehe schiebt (s. S. 20).

Krallenzehen (Abb. 2.31) und **Hammerzehen (Abb. 2.32)** entstehen ebenfalls häufig in der Folge eines Senk-Spreizfußes, oft kombiniert mit einer Hallux-valgus-Fehlstellung der Großzehe.

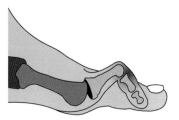

Abb. 2.31: Krallenzehe.

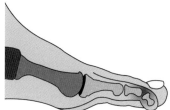

Abb. 2.32: Hammerzehe.

Schmerzen bereiten die entstehenden Schwielen an den Zehengelenken, seltener in den Zwischenzehenräumen („Hühneraugen"). Ähnlich wie bei der Schwielenbildung an der Fußsohle ist die Entfernung der Schwielen, z. B. mit sog. Hornhauthobeln, nicht zielführend. Oft werden durch solche Maßnahmen und eine nicht fachgerecht ausgeführte Fußpflege sogar kleine Verletzungen gesetzt, die im Falle einer zusätzlich vorliegenden Zuckerkrankheit (Diabetes mellitus) oder einer **p**eripheren **A**rteriellen **V**erschluss-**K**rankheit (pAVK) katastrophale Folgen durch schlecht heilende Wunden haben können. Als weitere Komplikation der Hammerzehbildung können die Zehen aus den Grundgelenken herausspringen (Luxation) und weiter massive Beschwerden verursachen. Anfangsstadien können mit Einlagen behandelt werden, später hilft nur noch eine Operation mit Korrektur der Fehlstellung.

Auch hier ist in den letzten Jahren eine Änderung der Behandlungsempfehlung zu sehen. Während früher zur Behebung von Fehlstellungen (z. B. Hammerzehen) die Zehengelenke teilweise entfernt wurden (Resektionsarthroplastiken, z. B. OP nach Hohmann), werden sie heute versteift (Interphalangeal-Arthrodese; körperfern = Distal Interphalangeal/DIP, körpernah = Proximal Interphalangeal/PIP). Vorteile sind der volle Längenerhalt und die ansprechendere Kosmetik. Die eleganten Implantatstifte sichern auch hier den Behandlungserfolg (**Abb. 2.33**).

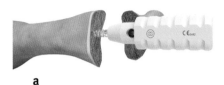

a

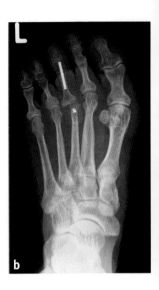

b

Abb. 2.33: Proximale Interphalangeal-Arthrodese (PIP-Arthrodese).
a: Stiftfixation zur Begradigung einer schmerzhaften Hammerzehe (Modell).
b: Der Stift hält die Korrektur und kann belassen werden. (Röntgenbild nach OP). Zusätzlich wurde eine „Weil-OP" (s. S. 28) durchgeführt, um die gleichzeitig bestehende Luxation des Zehengrundgelenks zu behandeln.

Mittelfußarthrose

Fast immer durch Fehlformen des Fußlängsgewölbes, aber auch nach Verletzungen des Mittelfußes treten Arthrosen einzelner oder mehrere Mittelfußgelenke auf. Die Therapie richtet sich wieder nach dem Ausmaß der Funktionsstörung und der Beschwerden und reicht von bettenden Einlagenversorgungen über komplexere orthopädische Schuhzurichtungen bis hin zu operativen Korrekturverfahren, meist in Form gezielter Versteifungen der betroffenen Gelenke (**Abb. 2.34**).

Sehnenerkrankungen: z. B. Achillodynie/Ruptur der Achillessehne, Insuffizienz/Ruptur der Tibialis-posterior-Sehne

Die **Achillodynie** (= schmerzhafte Achillessehne) stellt eine häufig zu beobachtende Erkrankung der Achillessehne am Fersenbein dar. Typischerweise kommt es zu einer stark druckschmerzhaften spindelförmigen Verdickung der Achillessehne wenige Zentimeter oberhalb des Ansatzes am Fersenbein. Dort hat die Sehne ihren ge-

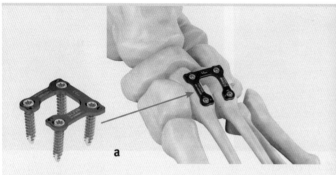
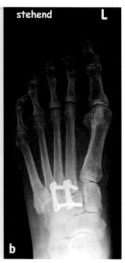

Abb. 2.34: Behandlung der Mittelfußarthrose durch Versteifung mit einer Platte.
a: Platte am Knochenmodell.
b: Platte im Röntgenbild.

ringsten Durchmesser, sodass die Sehnenfasern hier einer maximalen Belastung ausgesetzt sind. Kommt nun eine ungewohnte Belastung hinzu (z. B. Beginn mit Joggen nach einer längeren Phase der Inaktivität) und/oder setzen bereits Verschleißprozesse ein, die die Elastizität der Sehne reduzieren, kommt es zu einer Entzündung mit Wassereinlagerung und „Aufquellen" der Sehne. Die mechanische Belastbarkeit der Sehne nimmt ab und damit die Gefahr eines Risses (Ruptur) zu.

Die Diagnose kann leicht durch das klinische Bild und eine Sonografie (Ultraschalluntersuchung, **Abb. 2.35 a, b**) gestellt werden. Wenn bereits (Teil-)Einrisse der Sehne befürchtet werden, kann zusätzlich ein Kernspintomogramm angefertigt werden.

Therapeutisch wird zunächst die Sehne entlastet. Dafür eignen sich spezielle Achillessehnenbandagen (**Abb. 2.36**), in die ein Fersenpuffer zur Stoßabsorption und seitlich neben der Achillessehne Gelkissen zur Polsterung eingearbeitet sind. Diese Pelotten haben einen massierenden Effekt auf die erkrankte Sehne. Eine solche Massagebehandlung kann zusätzlich beim Physiotherapeuten rezeptiert werden.

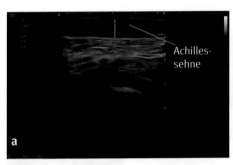
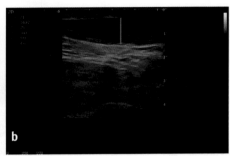

Abb. 2.35: Achillodynie (Sonografie).
a: Normale Achillessehne (als dunkles Band abgebildet).
b: Krankhafte Verdickung der Sehne.

Vor lokalen Einspritzungen, insbesondere unter Beimischung von Kortison, ist äußerste Vorsicht geboten, da insbesondere das Kortison zwar lokal sehr gut entzündungshemmend wirkt, jedoch ebenso schnell die Durchblutung und Ernährung der Sehnen und des umgebenden Gewebes negativ beeinflusst und gerade nach solchen Maßnahmen schon Achillessehnenrisse beobachtet wurden.

Stellen sich im Kernspintomogramm bereits mehr als 50 % des Sehnenquerschnitts als nicht mehr funktionsfähig dar, müssen operative Schritte diskutiert werden. Neben der Ausschneidung des zugrunde gegangenen Sehnenareals werden plastische rekonstruktive (wiederherstellende) Techniken angewandt. Die Rekonvaleszenz nach Sehnenrekonstruktionen beträgt viele Wochen, da Sehnen sich nur sehr langsam erholen. Neben der anfänglichen Gipsruhigstellung werden hierbei Vacoped-Stiefel (s. Abb. 2.11) verwendet.

Ist die Sehne bereits gerissen (**Abb. 2.37**), wird in aller Regel eine Operation durchgeführt, um die beiden Sehnenenden wieder zu vereinigen und eine Heilung zu ermöglichen. Nur in günstigen Ausnahmefällen ist eine konservative Therapie mit Gips und später einer Orthese (z. B. Vacoped-Stiefel) möglich.

Eine Sonderform der „Achillodynie" nimmt die sog. **Haglund-**

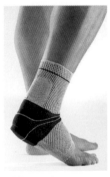

Abb. 2.36: Achillessehnenbandage.

Exostose ein. Hierbei steht nicht der Degenerationsprozess der Sehne im Vordergrund, sondern ein ständige Reizungen verursachender

Knochenvorsprung (Exostose) (**Abb. 2.38 a**). Die Behandlung besteht in der operativen Abtragung des Knochenvorsprungs (**Abb. 2.38 b**).

Mit den **Erkrankungen der Tibialis-posterior-Sehne** verhält es sich analog. Diese Sehne wird vor allem beim Knick-Senkfuß (s. dort) mechanisch stark beansprucht. Aber auch rheumatisch-entzündliche Prozesse sowie allgemeine Verschleißprozesse können schädigend wirken. Neben der frühzeitigen operativen Entfernung des entzündeten Sehnengleitgewebes bis hin zu operativen Sehnenrekonstruktionen ist die Wiederherstellung der Fußgeometrie entscheidend, z. B. durch Fersenbeinverschiebeosteotomie (s. Abb. 2.10).

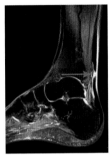

Abb. 2.37: Riss der Achillessehne an typischer Stelle (Kernspintomogramm). Bei der Untersuchung ist oft eine Weichteildelle über der Risszone (Pfeil) tastbar.

Störungen des Knochenstoffwechsels (Osteoporose), Osteochondrosis dissecans, Fersensporn

Ernährungsbedingte Knochenstoffwechselstörungen sind heutzutage in unseren Breiten eine Ausnahme, vielleicht abgesehen von extrem einseitigen Diäten mit Vitamin-D-armer Mangelernährung.

Die **Osteoporose** zählt allerdings zu den klassischen Volkskrankheiten. Sie betrifft überwiegend Frauen in der Postmenopause, aber

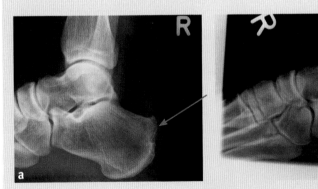
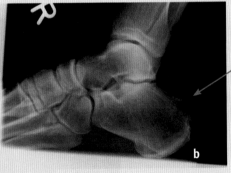

Abb. 2.38: Haglund-Exostose (Röntgenbild).
a: Knochenvorsprung (Pfeil) in Richtung des Achillessehnenansatzes.
b: Der Knochenvorsprung wurde operativ entfernt.

auch Männer können erkranken und geraten zunehmend in den Fokus der Behandler. Bei der Osteoporose ist das Gleichgewicht zwischen Knochenan- und -abbau zugunsten des Abbaus gestört. Durch die gestörte Knochenarchitektur sind die betroffenen Knochen erhöht bruchanfällig, sodass bereits bei Bagatellbelastungen ein Fußknochen brechen kann. Aber auch das Vorstadium des eigentlichen Knochenbruchs, das Knochenmarködem mit Schädigung der kleinen Knochenbälkchen, ist sehr schmerzhaft. Die Diagnose wird durch eine Kernspintomografie gestellt (**Abb. 2.39**). Schließlich kommt es auch bei normalem Knochenstoffwechsel im Rahmen ungewohnter Belastung zu Brüchen (sog. „Marschfraktur").

Therapeutisch erfolgt nach der anfänglichen Ruhigstellung ein schonender Belastungsaufbau, der aufgrund des sich nur langsam normalisierenden Knochenstoffwechsels mehrere Monate dauern kann. Auch hier hat sich aufgrund der hohen Tragequalität der Vacoped-Stiefel (s. Abb. 2.11) oder Vacoped-Schuh (s. Abb. 2.21) bewährt. Begleitend muss ein eventuell vorliegender gestörter Knochenstoffwechsel wieder normalisiert werden. Dabei werden vor allem Medikamente aus der Gruppe der modernen Bisphosphonate eingesetzt, z. B. als Wochentablette oder halbjährliche Infusion. Die Basistherapie der Osteoporose beinhaltet nach wie vor die Calcium- und Vita-

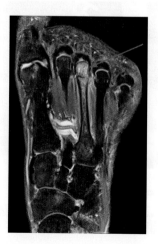

Abb. 2.39: Fraktur (Pfeil) infolge Osteoporose (Kernspintomogramm). Deutlich erkennbar das helle Knochenmarksignal über der 3. Zehe als Ausdruck eines Knochenbruchs.

min-D-Nahrungsergänzung und möglichst viel Bewegung an frischer Luft, da das wichtige Vitamin D in der Haut nur durch Sonnenlicht in die für uns wirksame Form umgewandelt wird. So lässt sich das vermehrte Auftreten der Rachitis (= Vitamin-D-Mangelerkrankung) in Kriegszeiten erklären, da hier vor allem Kinder z.T. über Jahre nicht ausreichend der Sonne ausgesetzt waren („Berliner Keller-kinder").

Noch nicht ganz klar ist die Entstehung der sog. **Osteochondro-sis dissecans (OD)**, einer Durchblutungsstörung des Knochens, die zu einem lokalen Untergang des Knorpels im Sprunggelenk führt (**Abb. 2.40**). Als Ursache diskutiert werden viele kleine Verletzungen (Mikrotraumen), die z. B. beim Sport entstehen können. Oft ist eine operative Therapie erforderlich (**Abb. 2.41**). Bei der OP wird zunächst der Innenknöchel durchtrennt und seitlich verschoben, um an den Bereich der OD zu gelangen. Anschließend wird der Herd mit frischem Knochen (z. B. aus dem Beckenkamm) aufgefüllt, um die Durchblutung wiederherzustellen. Danach wird der Innenknöchel wieder verschraubt.

Eine sehr häufige, z.T. sehr schmerzhafte, wenn auch harmlose Erkrankung stellt der **Fersensporn** dar. Man unterscheidet den „achil-lären", zur Achillessehne gerichteten, vom „plantaren", also fußsoh-lenwärts gerichteten Sporn (**Abb. 2.42**).

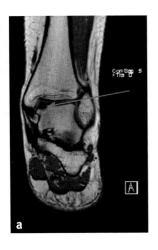

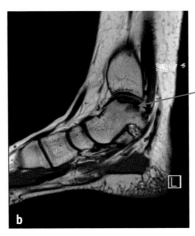

Abb. 2.40: Osteo-chondrosis disse-cans (Kernspinto-mogramm).
a: Die kleine schwarze Zone (Pfeil) stellt ein nicht mehr durchblutetes Knochenareal dar.
b: Gleicher Fall im seitlichen Bild.

Abb. 2.41: Osteochondrosis dissecans (Röntgenbild).
a: Die weiße Linie markiert das von der Durchblutung abgeschnittene Knochenareal (Pfeil).
b: Nach OP.

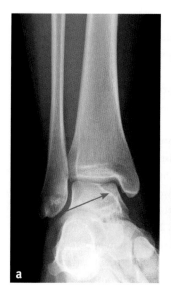
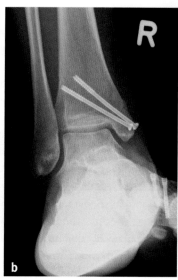

Je nach Beschwerdeausmaß erstreckt sich die therapeutische Bandbreite von reiner Bettung im Silikonfersenkissen (**Abb. 2.43**) oder speziell gefertigten Einlagen über lokale Kortisoninjektionen bis hin zur Entfernung auf operativem Wege. Letzteres ist nur sehr selten erforderlich und wird vor allem beim achillären Fersensporn angeboten, wenn er ähnlich wie eine Haglund-Exostose raumbeengend auf die Achillessehne wirkt und diese zu schädigen droht.

Der infektiöse Fuß

Akute infektiöse Prozesse sind meist leicht zu erkennen: Neben den Hauptsymptomen Schmerz, Überwärmung und Rötung besteht eine Bewegungseinschränkung des betroffenen Fußabschnitts. Manchmal liegt sogar eine eitrige Sekretion mit Fistelbildung vor. Die Ursache ist das Eindringen von Bakterien in den Gelenkraum. Dies kann entweder direkt durch eine Verletzung oder durch Einwandern von außen

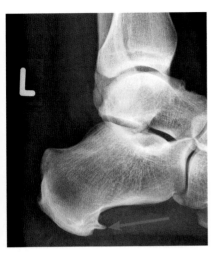

Abb. 2.42: Ausgeprägter plantarer (zur Fußsohle gerichteter) Fersensporn (Röntgenbild).

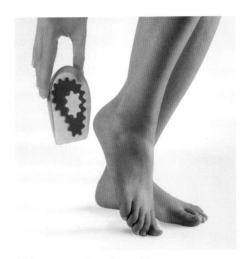

Abb. 2.43: Silikonfersenkissen.

geschehen oder durch eine Punktion oder Operation, seltener auf dem Blutweg durch Streuung von einem bakteriellen Herd (Zahnabszess, eitrige Gallenblase etc.). Solche Infektionen müssen notfallmäßig stationär durch medikamentöse und operative Therapie behandelt werden, da sonst erhebliche Schäden an Knorpel, Knochen und Weichteilen drohen. Verzögert behandelte Gelenkinfektionen können in kurzer Zeit den Knorpel zerstören.

Größere Probleme bereitet ein sog. „Low-grade-Infekt". Hierbei ist das klinische Entzündungsgeschehen oft nur gering ausgeprägt. Kennzeichen eines solchen Vorgangs ist das ungewöhnlich schnelle Aufbrauchen des betreffenden Gelenkraums durch die stattfindende Knorpelzerstörung, kombiniert mit einer starken Bewegungseinschränkung. Die Diagnostik durch Punktion, ergänzt durch bioptisch gewonnene Gewebepartikel, ist entscheidend. Auch hierbei muss vor allem anderen durch geeignete Maßnahmen (s. o.) der Infekt saniert werden.

Der rheumatische Fuß

Bei Patienten mit rheumatoider Arthritis bestehen in 85–100 % der Fälle Fußdeformitäten. Am häufigsten sind die Zehengrundgelenke betroffen (80–95 %), gefolgt von den Mittelfußgelenken (40–60 %) und dem oberen und unteren Sprunggelenk (30–50 %). Fast immer liegt ein Nebeneinander verschiedener Deformitäten vor (Krallen- und Hammerzehen, Spreizfuß und Knick-Plattfuß, Hallux valgus etc.). Durch den aggressiven Prozess der rheumatisch reagierenden Gelenkschleimhäute und Sehnenscheiden kommt es regelmäßig im weiteren Verlauf zu Bandinstabilitäten und Sehnen(teil-)rissen. Eine X-Fehlstellung des Rückfußes (Valgusfehlstellung) ist häufig anzutreffen. Bevor eine OP erwogen wird, sollte immer abgeklärt werden, ob die konservativen Behandlungsmöglichkeiten ausgeschöpft wurden: Wird eine ausreichende Basistherapie durchgeführt? Welche Medikamente werden gegeben, und welche Risiken ergeben sich daraus (Kortikoiddosierung, Biologicals, Methotrexat/MTX)? Gerade die immunsuppressive (immununterdrückende) Wirkung der antirheumatischen Medikation (z. B. TNF-α-Blocker) erhöht das Infektrisiko nach Operationen, ein Absetzen erhöht wiederum das Risiko eines Krankheitsschubs, sodass hierbei sorgfältig abgewogen werden muss. Für Methotrexat konnte keine erhöhte Infektrate nachgewiesen werden, sodass eine durchgehende Gabe vor und nach Operationen empfohlen wird. Viele Rheumapatienten sind auf die regelmäßige Gabe von Kortison angewiesen. Die tägliche Dosis sollte unter die sog. „Cushing-Schwelle" von 7,5 mg pro Tag perioperativ gedrückt werden, um Nebenwirkungen zu vermeiden. Zur Verhinderung eines Rheumaschubs wird eine Kortikoidstoßtherapie von 100–200 mg i.v. durchgeführt.

Außerdem muss durch ein seitliches Röntgenbild abgeklärt werden, ob eventuell eine sog. atlantodentale Instabilität (Instabilität der Kopfgelenke zwischen dem ersten und zweiten Halswirbel) besteht. Dies ist bei 30–40 % der Rheumatiker der Fall, häufig auch ohne Beschwerden, und muss bei der Narkoseintubation unbedingt berücksichtigt werden, da es sonst schlimmstenfalls zur hohen Querschnittslähmung kommen kann.

Auch folgende Fragen müssen geklärt werden: Wurde kürzlich eine Gelenkpunktion vorgenommen, ggf. mit Kortikoidinstillation und/oder Hyaluronsäure? Wurde eine Radiosynoviorthese (RSO) durchgeführt? Hierbei wird radioaktives Material in sehr geringer Menge in das Gelenk eingespritzt, um die Gelenkentzündung zu blockieren.

Wenn schließlich der OP-Termin festgelegt wird, sollte die persönliche Infrastruktur des Patienten abgeklärt werden: Müssen nach der OP Treppen bewältigt werden, wie ist die Haushaltsführung nach der OP gewährleistet, besteht ambulanter oder stationärer Reha-Bedarf?

Letztendlich sind die konservativen (nichtoperativen) Erfolgsaussichten bei der rheumatischen Fußdeformität begrenzt. Die Wahl des speziellen OP-Verfahrens ist stadienabhängig. Im Frühstadium, bei erhaltener Fußstatik ohne erhebliche Zerstörung der knöchernen Strukturen, kommt z.B. die „Frühsynovektomie" infrage (Stadium nach Larsen 2–3). Hierbei wird die Gelenkschleimhaut (Synovia) als Verursacher der autoaggressiven Entzündung entfernt. Ca. 8 Wochen nach der OP kann eine RSO (s.o.) angeschlossen werden, um den Erfolg der Maßnahme zu optimieren. Später, bei zunehmender Destruktion (Stadium nach Larsen 4–5), kommen resezierende (entfernende) und rekonstruktive (aufbauende) Maßnahmen wie der Einbau einer Endoprothese oder die Versteifung mit Bevorzugung der Endoprothese in Betracht, da beim Rheumatiker aufgrund der mangelhaften Knochenqualität fast ein Drittel der Arthrodesen nicht zu einer knöchernen Heilung gelangen (Pseudarthrose). Sind am betroffenen Fuß mehrere Operationen zu planen, beginnt man sinnvollerweise peripher, d.h. am Vorfuß vor dem Mittelfuß vor der Sprunggelenksregion. Auch Kombinationseingriffe sind möglich.

Das Morton-Neurom

Weniger selten als angenommen tritt ein sog. Morton-Neurom auf. Dies ist ein z.T. äußerst schmerzhaftes Nervenknötchen, das sich wahrscheinlich druckbedingt durch ständige Reizung eines Zwischenzehennerven bildet (**Abb. 2.44 a**). Typisch hierfür ist eine Kombination aus Schmerzen und Missempfinden zwischen den Zehen des Vorfußes, vor allem zwischen der Zehe 2 und 3, aber auch 3 und 4.

Abb. 2.44: Morton-Neurom.

a: Kernspintomografie. Dargestellt ist der Fuß quer auf Höhe der Mittelfußköpfchen. Zwischen der 3. und 4. Zehe „leuchtet" das Neurom auf.

b: Darstellung bei der OP mit dem Wundspreizer.

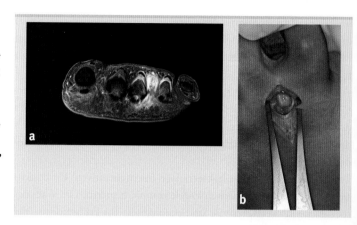

Wenn der Therapieversuch einer lokalen Injektionsbehandlung mit einer Kombination aus lokalem Betäubungsmittel und Kortison nicht hilft, ist die chirurgische Entfernung des Knötchens sinnvoll (**Abb. 2.44 b**).

Arthrose des unteren Sprunggelenks

Vor allem nach fehlverheilten Fersenbeinbrüchen kann eine Abflachung des Fußes sowie Verbreiterung und Verkürzung des Rückfußes auftreten und sich eine Arthrose mit schmerzhafter Bewegungseinschränkung im unteren Sprunggelenk entwickeln. Die Diagnostik erfolgt klinisch, indem die schmerzhafte Bewegungseinschränkung des Fußes durch forcierte Supination und Pronation geprüft wird. Der Gelenkverschleiß wird röntgenologisch nachgewiesen, ggf. ergänzt durch ein Kernspintomogramm (MRT).

Arthrodese des unteren Sprunggelenks

Das nach dem französischen Chirurgen Chopart benannte vordere untere Sprunggelenk besteht aus dem Talonavikulargelenk einerseits und dem Kalkaneokuboidgelenk andererseits. Das Behandlungsziel der Versteifung ist eine Schmerzausschaltung und Wiederherstellung der physiologischen Fußgeometrie (**Abb. 2.45, Abb. 2.46**) unter

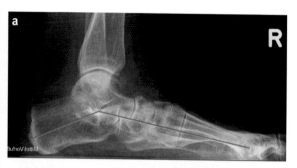

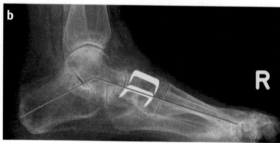

Abb. 2.45: Chopart-Arthro-
dese bei Knick-Plattfuß des
Erwachsenen.
a: Eingebrochenes Fußgewölbe.
b: Durch die dreidimensio-
nale Keilentnahme im
Mittelfußbereich ist das
Fußgewölbe wiederher-
gestellt (Aufrichtung um
20°).

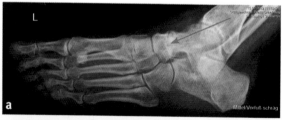

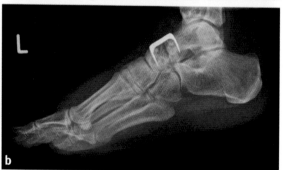

Abb. 2.46: Arthrodese des
vorderen unteren Sprung-
gelenks.
a: Weit fortgeschrittene Arthrose im Mittelfußbereich
(vorderes unteres Sprung-
gelenk). Schmerzen berei-
tet die Restbeweglichkeit
in diesem Gelenkanteil
(Röntgenbild vor OP).
b: Die Schmerzbefreiung wird
erzielt durch die Versteifung des geschädigten
Gelenks (Stabilisierung
durch eine Titanklammer)
(Röntgenbild nach OP).

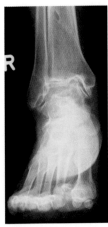

Abb. 2.47: Weit fortgeschrittene Arthrose (Grad 4) des oberen Sprunggelenks (Röntgenbild). Erkennbar ist dies am maximalen Knorpelverlust mit aufgehobenem Gelenkspalt.

Inkaufnahme einer Bewegungseinschränkung. Diese kann jedoch gut durch orthopädische Schuhzurichtungen, z. B. in Form einer Abrollhilfe an der Schuhsohle, kompensiert werden.

Operationstechnisch werden körpereigene Knochenspäne (meist aus dem gleichseitigen Beckenkamm während der OP entnommen) in den entknorpelten und angefrischten Gelenkspalt eingefalzt und anschließend die Knochen durch Klammern und/oder Schrauben miteinander fest verbunden.

Trotz der entstehenden leichten Gangunsicherheit in unebenem Gelände durch Verlust der Beweglichkeit im unteren Sprunggelenk profitieren die meisten Patienten sehr von diesem Eingriff.

Arthrose des oberen Sprunggelenks

Primäre Arthrosen des oberen Sprunggelenks sind eher selten. Dabei kommt es ohne erkennbar auslösendes Ereignis oder erkennbare Ursache zum Gelenkverschleiß. Sehr viel häufiger liegt ein sekundärer Verschleiß vor, d. h. als Folge einer Instabilität nach früherer Band- oder Syndesmosenverletzung oder nach Knochenbrüchen mit verbliebener Fehlstellung. Auch zahlreiche Krankheitsprozesse (z. B. entzündliche, hormonelle, neurodegenerative) können sekundär den Stoffwechsel des Sprunggelenks negativ beeinflussen und das Gelenk schädigen.

Der Verlauf der Arthrose wird durch die Störung des Gleichgewichts zwischen Belastung und Belastbarkeit des Gelenkknorpels bestimmt.

Die Stadieneinteilung erfolgt anhand einer Röntgenaufnahme (Klassifikation nach Bargon 1978, Grad 0–4) (**Abb. 2.47, Abb. 2.48**).

Erstaunlicherweise tritt eine Sprunggelenksarthrose mit 1 % (ohne erkennbaren Zusammenhang mit dem Alter) erheblich seltener auf als eine Kniegelenksarthrose (10 % der über 65-jährigen). Zudem schwankt die Arthrosehäufigkeit des Sprunggelenks in verschiedenen Populationen stark (bei Engländern ist sie z. B. knapp 3-fach so hoch wie bei Alaska-Eskimos). Die Ursachen hierfür sind noch nicht gänzlich erforscht.

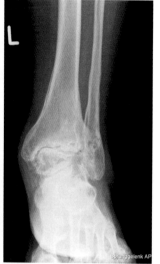

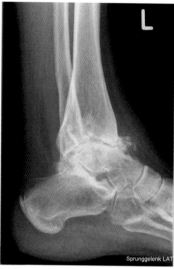

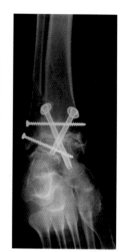

Abb. 2.49: Arthrodese des oberen Sprunggelenks mit Schrauben. (Röntgenbild).

Abb. 2.48: Arthrose des oberen Sprunggelenks (Röntgenbild).
a: Ansicht von vorn. **b:** Ansicht von der Seite.

Arthrodese des oberen Sprunggelenks

Lange Zeit galt die 1879 erstmals beschriebene Versteifung des Sprunggelenks bei Arthrose als die einzige Möglichkeit der operativen Therapie. Bis heute ist diese Behandlung der „Goldstandard", an dem sich alle anderen Techniken messen lassen müssen. Unter den bis zu 30 verschiedenen Techniken haben sich die Kompressionsarthrodese mit Fixateur externe und die Verriegelungsarthrodese mit Spongiosaschrauben (**Abb. 2.49**) durchgesetzt. Insgesamt sind die Komplikationsraten (Falschgelenkbildung, Infekte) bis heute relativ hoch, wenn die angestrebte knöcherne Verbindung nicht zustande kommt. Die arthroskopisch assistierte Arthrodese kommt nur bei geringem Korrekturbedarf infrage.

Nicht zuletzt wegen der beobachteten Komplikationen wurde eine alternative Behandlungsmethode gesucht und die Entwicklung der Sprunggelenksprothetik vorangetrieben. Allerdings scheint heutzutage die Arthrodese bzgl. der Komplikationsrate (Wundheilungsstörung und Infektion) der Sprunggelenksprothetik noch überlegen zu sein. Nach Ansicht vieler Autoren stellt das stark zerstörte Sprunggelenk mit instabilen, nicht korrigierbaren Bandverhältnissen und/oder Achsfehlstellungen die Domäne der Arthrodese dar. Eine Spezialindikation zur Arthrodese besteht bei Fußheberlähmung und andauernden Infekten, da in diesen Fällen keine Endoprothese implantiert werden darf.

Durch eine technisch einwandfrei durchgeführte Arthrodese des oberen Sprunggelenks (mittels Schraubentechnik) in rechtwinkliger Neutralposition des Fußes lassen sich in bis zu 90 % der Fälle sehr gute und gute Langzeitergebnisse erreichen. Ein einzuräumender Nachteil besteht in der versteifungsbedingten Überlastung der angrenzenden Gelenke (unteres Sprunggelenk/Chopart-Gelenk = vorderes unteres Sprunggelenk) mit der Folge von sog. „Anschlussarthrosen".

In Fällen einer ausgeprägten schmerzhaften Arthrose des oberen und des unteren Sprunggelenks müssen beide Gelenke versteift werden. Dies sollte aber die Ausnahme bleiben, da durch Wegfall der gesamten Sprunggelenksbeweglichkeit eine Überlastungsanschlussarthrose der Mittelfußgelenke sehr wahrscheinlich wird.

Implantatversorgung des oberen Sprunggelenks

1970 wurde die erste Sprunggelenksendoprothese implantiert. Man verwendete eine Hüftprothese, wobei der Schaft mit Kopf in das Schienbein und die Pfanne nach Entfernung des Sprungbeins in das Fersenbein einzementiert wurde. Die Ergebnisse waren so katastrophal, dass nach kurzer Zeit klar wurde, dass die Arthrodese die bessere Wahl war. Heutzutage ist die Endoprothese dagegen bei guter Indikationsstellung eine ernstzunehmende Alternative zur Arthrodese. Bei technisch gut implantierter Prothese können die Patienten mit bis zu 10 Jahren schmerzfreier Funktion des Sprunggelenks rechnen.

Die frühen Prothesen der **1. Generation** waren Zweikomponentenprothesen, die im Schienbein und auf dem Sprungbein zementiert verankert wurden. Wegen der hohen Komplikations- bzw. Revisionsraten, die durch Prothesenlockerungen und Wundheilungsstörungen bestimmt waren, wurden in den neunziger Jahren die Prothesen der **2. Generation** entwickelt. Nun wurden die Prothesenanteile zementfrei verankert, und die Prothesen bestanden aus 3 Komponenten;

zwischen den zementfrei in Schienbein und Sprungbein verankerten Prothesenanteilen wurde ein fixes Polyäthylenlager („fixed bearing") eingefügt. Die Ergebnisse waren so vielversprechend, dass dieses Konzept als Durchbruch in der Sprunggelenksendoprothetik gilt. Standzeiten von 92 % nach 12 Jahren (Mark II) waren respektabel, erreichten aber die hervorragenden Ergebnisse der Hüftendoprothetik nicht.

Die **3. Generation** ist schließlich gekennzeichnet durch die Einführung eines beweglichen Polyäthylenlagers („mobile bearing") zwischen zementfrei fixierten, anatomisch geformten Implantaten und stellt den gegenwärtigen Forschungsstand dar (**Abb. 2.50**). Heute setzen die modernen Sprunggelenksprothesen auf die biologische Verankerung, und die zementierte Befestigungsart spielt eine untergeordnete Rolle. Von einer Implantatversorgung sollte unbedingt Abstand genommen werden, wenn ausgeprägte knöcherne Defektzonen vorliegen, da dann eine sichere Fixation der Prothesenkomponenten nicht gewährleistet ist. Ebenso stellt eine Zerstörung der Knöchelgabel mit Bandinstabilität und eine (nicht korrigierbare) stärkere (>15°) X- oder O-Fuß-Achsfehlstellung aufgrund der Gefahr der exzentrischen Prothesenbelastung mit vorzeitigem Verschleiß oder Lockerung eine Kontraindikation dar.

Eine Sprunggelenksendoprothese darf auf keinen Fall implantiert werden, wenn eine aktive (bakterielle) Gelenksinfektion vorliegt (absolute Kontraindikation). Länger zurückliegende Gelenkinfektionen stellen eine relative Kontraindikation dar, d.h., hier muss unter länger dauernder Antibiotikaabschirmung nach zuvor sicher ausgeschlossener andauernder Infektion (Punktion des Gelenks zur Laboranalyse/Entnahme einer Gewebeprobe) vorgegangen werden. Die Entscheidung ist in solchen Fällen stets kritisch zu prüfen, da der dünne Weichteilmantel des Sprunggelenks und des Fußes zudem einen geringeren Schutz des/der Gelenke darstellt. Patienten mit einem hohen Körpergewicht (BMI), die in Beruf oder Privatleben (Sport) stark körperlich belastet sind, sollten wegen der zu erwartenden kürzeren Standzeiten der Endoprothese eher eine Arthodese erhalten.

Die Ergebnisse der Sprunggelenksendoprothetik sind heute besser als am Anfang, erreichen die guten Resultate nach Endoprothetik des Knie- oder Hüftgelenks jedoch nicht. Durch eine weitere Vereinfachung

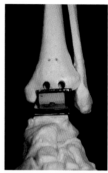

Abb. 2.50: Sprunggelenksendoprothese, am Knochenmodell implantiert (Ansicht von vorne).

der Implantationstechnik sollen die Komplikationsraten weiter verringert werden. Ob der „Goldstandard" der Arthrodese damit infrage gestellt werden kann, wird sich zeigen. Die Rate von Lockerungen und weiter bestehenden Schmerzen ist immer noch hoch. So müssen 33 von 100 Patienten mit einer Sprunggelenksprothese mit einer erneuten OP innerhalb von 10 Jahren rechnen. Im Falle des Hüft- oder Kniegelenksersatzes liegt diese Quote deutlich niedriger bei 13 von 100 Patienten. Als unabhängige Risikofaktoren für das Versagen einer Sprunggelenksendoprothese zählen ein Alter > 70 Jahre und das Prothesendesign/ -material.

Scheitert die Implantation einer Sprunggelenksendoprothese, muss man sich auf einen erneuten Protheseneinbau (Revisionsarthrodese) oder die Versteifung (Arthrodese), oft unter Verwendung von Knochenaufbaumaterialien, zurückziehen.

Neurologische Erkrankungen und Stoffwechselstörungen: Friedreichsche Ataxie, Morbus Charcot, der diabetische Fuß, Polyneuropathien

Die **Friedreichsche Ataxie** tritt in Mitteleuropa durchschnittlich bei einem von 50 000 Neugeborenen auf. Ursache ist ein Gendefekt, der zu einer Fehlfunktion der Nervenzellen im Rückenmark führt. Die Krankheit beginnt harmlos und setzt sich langsam schleichend fort; sie wird oft jahrelang nicht erkannt. Schon früh treten eine Gangbehinderung und eine Störung der Sensibilität auf, die – wenn überhaupt – unbewusst wahrgenommen werden; Eltern berichten häufig über einen „Pinguin-Gang" als auffälligstes Symptom. In der Vergangenheit hat sich gezeigt, dass regelmäßige physikalische Anwendungen helfen, die orthopädischen Probleme durch Störung des Gangbilds zu mildern sowie einem Abbau der Muskeln entgegenzuwirken. Eine weiterführende Ergotherapie wird empfohlen.

Die **Charcotsche Erkrankung**, benannt nach dem Neurologen Jean-Martin Charcot, gehört ebenso zu den neurologischen Krankheitsbildern. Der Charcot-Fuß ist eine ernsthafte Erkrankung, bei der die Fußknochen brechen, die Betroffenen paradoxerweise aber keine oder kaum Schmerzen empfinden. 95 % Prozent der Betroffenen sind

Diabetiker, es gibt aber auch andere Ursachen für diese Erkrankung. Ein akuter Charcot-Fuß ist ein medizinischer Notfall, der unbedingt sofort unter stationären Bedingungen von einem Spezialisten behandelt werden muss. Die Behandlung besteht in einer kompletten Druckentlastung. Als Erstes muss der Charcot-Fuß absolut ruhiggestellt werden, später wird ein Verband (Gips, Kunststoff) oder eine 2-Schalen-Orthese angepasst. Im Anschluss trägt der Patient einen speziellen Orthesenschuh.

In extremen, seltenen Fällen ist eine Amputation des Fußes notwendig. Dann wird eine entsprechende Orthese für den Unterschenkel angefertigt. Um einen Charcot-Fuß von vornherein zu vermeiden, ist eine adäquate Therapie des Diabetes notwendig. Gerade diabetische Füße als Ausdruck einer Spätkomplikation werden in den westlichen Industrienationen mit der kohlenhydratreichen Ernährung zunehmend häufiger beobachtet. Die betroffenen Patienten sind durch die mangelhafte oder aufgehobene Sensibilität stark verletzungsgefährdet; zudem heilen die Wunden schlecht aufgrund der diabetischen Zerstörung der kleinen blutversorgenden Kapillaren. (Teil-)Amputationen im Fußbereich sind nicht selten.

Am häufigsten aus diesem Formenkreis der Erkrankungen wird die **Polyneuropathie (PN)** gesehen. Sie kann wieder Folge einer Diabetes-Erkrankung sein, aber auch mannigfaltige andere Ursachen haben, die in vielen Fällen nicht geklärt werden können. Die Symptome können je nach betroffenem Nervenfasertyp und betroffener Körperregion sehr vielfältig sein. Am häufigsten wird die PN bei der Zuckerkrankheit, dem chronischen Alkoholismus sowie idiopathisch (ohne bekannte Ursache) auf Autoimmunebene gesehen. Daneben kommen verschiedene Formen des Vitaminmangels und spezielle Vergiftungen infrage. Die Therapie orientiert sich an der Grunderkrankung.

3 Wie sollte der Betroffene vorgehen?

3.1 Erste Anlaufstelle Hausarzt

Bereiten die Füße Beschwerden, geht der Patient normalerweise zuerst zum Hausarzt. Dieser sollte orientierend klären, in welches Fachgebiet die weitere Diagnostik fällt. Bestehen beispielsweise schmerzhafte Durchblutungsstörungen, ist der Weg zum Angiologen (Gefäßspezialist) sinnvoll. Stehen Gefühlsstörungen im Vordergrund, kann der Neurologe (Nervenarzt) möglicherweise helfen.

In aller Regel sollte zur weiteren Abklärung ein Facharzt für Orthopädie aufgesucht werden.

3.2 Anlaufstelle Orthopäde

Dort kann neben einer genauen Untersuchung des Fußes oft schon zusammen mit dem angefertigten Röntgenbild die Diagnose gestellt werden. Bei speziellen Fragestellungen werden dann vom Orthopäden aus weiterführende Spezialuntersuchungen veranlasst (Kernspintomografie, Computertomografie etc.).

3.3 Anlaufstelle Klinik

Wenn ein stationär zu behandelndes Krankheitsbild vorliegt, erhält der Patient eine Klinikeinweisung an eine orthopädische Beleg- oder Hauptabteilung. Dort kann der geplante Eingriff an entsprechend spezialisierten Abteilungen vorgenommen werden. Die ideale Verzahnung zwischen dem ambulanten und stationären Sektor verkörpert der Belegarzt: Hier fungiert der Facharzt auch als Operateur an der Klinik und kann danach ohne Informationsdefizit die anschließende Nachbehandlung ambulant überwachen.

3.4 Information über das Internet

Das Internet bietet breit gefächerte, aber leider für den Laien qualitativ nicht differenzierbare Information. Daher dient es allenfalls der groben Orientierung und ersetzt keinesfalls die kompetente ärztliche Beratung. Die breit verfügbaren Arztportale sind ebenfalls nur kritisch einsetzbar, denn die Bewertungen sind nicht repräsentativ und stellen in der Regel nur akzentuierte Einzelmeinungen dar. Nichtsdestotrotz steht es dem Betroffenen natürlich frei, sich eine Zweitmeinung zu seinem Fußproblem einzuholen. Sind dann beide Therapieempfehlungen deckungsgleich, ist das durchaus ein beruhigendes Signal, dass der vorgeschlagene Behandlungspfad zielführend ist.

WebTipp

Die Technikerkrankenkasse bietet einen Klinikführer, mit dem Merkmale der Kliniken, wie Häufigkeit bestimmter Operationen, Patientenzufriedenheit usw. abrufbar sind. Die Angaben beruhen auf einer Patientenbefragung der TK und auf den Qualitätsberichten der Kliniken. Dabei erreicht die Abteilung für Orthopädie und Endoprothetik der WolfartKlinik Spitzenwerte.
www.tk.de/tk/klinikfuehrer

Nach professioneller Ansicht sind am ehesten die im Internet veröffentlichten Qualitätsberichte aussagekräftig (s. WebTipp oben).

Aber auch ein Besuch der Homepage eines Arztes oder einer Klinik kann interessante Zusatzinformationen liefern. Eine gute Homepage erkennt man meist an ihrer inhaltlichen Qualität. Sie sollte übersichtlich sein und keine marktschreierischen, unbelegbaren Angaben enthalten. Pflichtangaben nach § 5 des Telemediengesetzes (TMG) sind

>> die Identität des Teledienstanbieters,
>> die Nennung der zuständigen Aufsichtsbehörde (im Falle des Arztes die kassenärztliche Vereinigung),
>> die Nennung der zuständigen Ärztekammer,
>> die Angabe der gesetzlichen Berufsbezeichnung und
>> die Angabe der zuständigen Berufsordnung.

Regelrecht gefährlich ist eine sog. Desinformation, die mehr verwirrt und ängstigt als hilft. Hier bedarf es eines Lotsen im Gesundheitsdschungel, der am besten der (Fach-)Arzt des Vertrauens ist.

WebTipp

Ärzte unterliegen der Berufsordnung für Ärzte und dem Heilberufe-Kammergesetz (HkaG). Die berufsrechtlichen Regelungen können z.B. bei der Bayerischen Landesärztekammer eingesehen werden.
www.blaek.de unter der Rubrik Beruf/ Recht ⋯⟶ Rechtsvorschriften ⋯⟶ Kammerrecht

3.5 Information über Printmedien

Hier gilt prinzipiell das Gleiche wie zum Thema Internet. Werbeinformation wird allzu oft als Fachinformation kaschiert angeboten. Der Arzt des Vertrauens muss hier die bereits erwähnte Lotsenfunktion übernehmen. Daneben gibt es natürlich auch sehr hilfreiche und nützliche Informationsquellen, die sorgfältig geprüft werden müssen. Auch redaktionelle Pressemitteilungen können eine gute Fachinformation beinhalten, können aber auch interessengesteuert sein. Ihr Arzt wird Ihnen helfen, das eine vom anderen zu unterscheiden.

3.6 Empfehlung durch Freunde und Bekannte

Die Möglichkeit, Informationen über Freunde und Bekannte zu erhalten, wird oft unterschätzt. Aber sie begründet mit am häufigsten den Weg zum Arzt. Es ist nicht verwunderlich, wenn ein Bekannter, Freund oder Nachbar gute Erfahrungen mit einem Behandlungskonzept oder einer operativen Maßnahme gemacht hat und dies weitererzählt. Erhält man als Patient solch einen Hinweis, ist man in aller Regel sicher, dass diese Empfehlung objektiv ist. Nur ein zufriedener Patient empfiehlt seinen Arzt weiter. Interessant ist in diesem Zusammenhang, dass ein zufriedener Patient im Durchschnitt diese positive Erfahrung an drei weitere Personen weitergibt; ein unzufriedener hingegen berichtet dies durchschnittlich acht Personen. Im Empfehlungsverhalten verbirgt sich also ein Multiplikator, der ein positives Feedback noch wertvoller macht.

4 Welche konservativen (nicht operativen) Behandlungsmöglichkeiten gibt es?

Eine Einlagenversorgung ist in allen Fällen leichter Fehlstellungen und/oder bei nur leichteren Funktionseinbußen der erste Behandlungsschritt. Allerdings ist eine orthopädische Einlage nur im Kindesalter bei wachsendem Fußskelett aufgrund der noch vorhandenen Plastizität des knöchernen Aufbaus des Fußes fähig, „wuchslenkend" zu arbeiten. Später können Einlagen die vorhandenen Strukturen nur „betten".

Als weitere Maßnahme kommt eine gezielte Physiotherapie in Betracht. Der Fuß ist physikalisch gesehen nicht selbsttragend, sondern erhält seine Form und Funktion durch die Wirkung der Bänder und Muskeln (intrinsische Muskulatur). Da nur ein gut beweglicher Fuß seine Aufgaben erfüllen kann, soll die Physiotherapie Kontrakturen (Verkürzungen von Muskeln, Sehnen und Bändern) und Gelenkeinsteifungen beheben und die stabilisierende Fußmuskulatur stärken.

Entzündliche Veränderungen können mit entsprechenden Medikamenten (z.B. Ibuprofen oder Diclofenac) in Tablettenform therapiert werden. Wann immer möglich, ist die lokale Infiltration des schmerzhaften Bezirkes anzustreben, wobei Lokalanästhetika (z.B. Lidocain) eingesetzt werden. Vorsicht ist bei der Lokaltherapie mit Kortison geboten, da Sehnenschäden auftreten können (s. S. 40). Eine Domäne der lokalen Kortisontherapie ist nach wie vor der fußsohlenseitige Fersensporn.

Nicht zum Erfolg führen im Sanitätshandel angebotene Halluxvalgus-Nachtschienen. Die notwendige Kraft, um die Fehlstellung zu korrigieren, können die Schienen nicht ohne Schäden an den Weichteilen (insbesondere der Haut) aufbringen. Allenfalls können sie zur Nachbehandlung nach Operation eines Hallux valgus eingesetzt werden, um die Korrektur zu halten.

Verschiedenen Bandagen (Orthesen) kommen am Fuß zum Einsatz, allen voran die MalleoTrain®-Bandage (**Abb. 4.1**). Die sehr komfortable Bandage ist geeignet zur Behandlung von Zerrungen und Verstauchungen (Distorsionen) des Sprunggelenks, aber auch zur

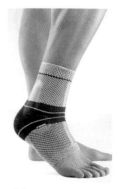

Abb. 4.1: Malleo-Train®-Bandage.

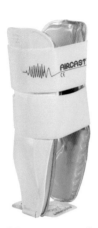

Abb. 4.2: Aircast®-Orthese.

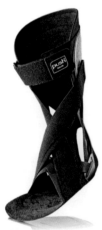

Abb. 4.3: Peroneus-Schiene (Push ortho Fußheberorthese AFO).

Nachbehandlung nach Operationen. Dabei kann das Sprunggelenk weiter belastet werden, und die seitliche Verrenkungsbewegung wird durch die Konstruktion der Bandage gebremst.

Eine solche Bandage kann auch den Übergang zum sportlichen Training begleiten (= Sportbandage).

Zur Behandlung und Stabilisierung von (Teil-)Rissen des Außenbandapparats am Sprunggelenk werden stabilere Schienen wie z.B. die Aircast®-Schiene (**Abb. 4.2**) angewendet, die den Fuß sicherer in der Sprunggelenksgabel halten können. Sportliche Betätigung ist damit aber im Gegensatz zur Bandage nur noch eingeschränkt möglich. Auch eine Nachbehandlung nach operativen Maßnahmen am Sprunggelenk, die bis zur Heilung eine Ruhigstellung der Bandstrukturen erfordern, ist so möglich.

Eine Sonderform der Sprunggelenksbandage stellt die AchilloTrain®-Bandage (s. Abb. 2.36) dar. Sie schützt die Achillessehne, entlastet sie durch das integrierte Silikonfersenkissen und fördert die Durchblutung durch die seitlichen Pelotten.

Zur Behandlung des Fersensporns, einer oftmals sehr hartnäckigen Entzündung des Fersenbeins an der Fußsohle, wird dieses Silikonfersenkissen auch separat verordnet. Es kann bequem an der Ferse in den Schuh eingelegt werden und bremst die Krafteinleitung beim Schritt. In der Anfangsphase können auch Patienten mit einer Hüft-, Knie- oder Sprunggelenksarthrose von dieser Stoßdämpfung profitieren (s. Abb. 2.43).

Orthesen kommen auch zur dauerhaften Stabilisierung der Sprung- und Fußgelenke zur Anwendung. Am bekanntesten ist die „Peroneus-Schiene" (**Abb. 4.3**). Durch diese Orthese wird die ausgefallene oder abgeschwächte Funktion der Fußhebung durch die gekreuzt verlaufenden Zügel ersetzt und ein „Stolpern" über den Hängefuß vermieden.

Größere orthopädische Apparate sind zur Therapie komplexer Lähmungsbilder wie z.B. der infantilen Zerebralparese (Kinderlähmung) erforderlich.

5 Wenn eine Operation ansteht, wie sucht man den geeigneten Operateur aus?

Die Subdisziplinen der operativen Orthopädie haben sich in den vergangenen Jahren stetig herausgebildet. Der „Generalist" der Vergangenheit ist nicht mehr gefragt. Es gibt mittlerweile ausgewiesene Fußorthopäden und -chirurgen, die sich ausschließlich diesem Thema widmen.

Entscheidend wie im Handwerk ist die Erfahrung und Expertise des Operateurs. Sie brauchen zur Behandlung Ihrer Fußprobleme einen ärztlichen Kollegen, der sich langjährig mit dem Fuß und seiner Anatomie beschäftigt hat, daneben aber auch den gesamten Bewegungsapparat überblickt. Er sollte das gesamte Behandlungsspektrum kennen und im Gespräch mit Ihnen den für Sie optimalen Behandlungspfad festlegen. Sie dürfen sich heutzutage trauen, ganz offen den angepeilten Operateur zu fragen, wie viel Erfahrung er speziell mit Ihrem Fußproblem hat. Nur so können Sie sicher sein, dass er neben ausreichender Routine auch mögliche Komplikationen vermeiden kann oder zumindest bei deren schicksalhaftem Eintreten diese beherrschen kann.

Aber nicht nur der Arzt als Operierender ist von entscheidender Bedeutung; das gesamte Team, das gut aufeinander abgestimmt ist und alle Behandlungsschritte verinnerlicht hat, garantiert ein gutes Ergebnis. Schließlich muss auch die Infrastruktur des Krankenhauses alles Notwendige bieten, was dem Gelingen der Operation dient. Hierzu zählen optimal ausgestattete moderne OP-Räume, perfekte Sterilisationseinrichtungen, ideale postoperative Überwachungseinheiten (s. Abb. 6.3 – Abb. 6.5) und eine abgestimmte interdisziplinäre Zusammenarbeit von Operateur, Anästhesist und bedarfsweise anderen Disziplinen wie dem Internisten.

Auch die Vorhaltung eines klinikgebundenen 24h-Facharztdienstes gehört dazu. Um eine geeignete Klinik und einen geeigneten Operateur zu finden, kann man sich Tipps von zufrieden behandelten Freunden und Bekannten geben lassen. Sinnvoll ist es jedoch in jedem Fall, einen niedergelassenen Orthopäden aufzusuchen. Dieser überblickt am besten die verschiedenen Behandlungsoptionen in der Umgebung oder kann entsprechende Spezialisten benennen.

6 Wie läuft eine Fußoperation ab?

Vor der Operation sind folgende Fragen zu klären:

Wo und in welcher Intensität (nach der visuellen Analogskala/ VAS, **Abb. 6.1**) werden Schmerzen am Fuß angegeben? Sind diese bei Belastung verstärkt? Wie ist die Beweglichkeit der einzelnen Gelenke, auch der angrenzenden Gelenke wie Knie- und Hüftgelenk? Wie ist das Gangbild? Wie sieht der Bandapparat aus (z. B. vorheriges Supinationstrauma etc.)? Wie stellen sich die Durchblutungsverhältnisse dar (Diabetes, periphere arterielle Verschlusskrankheit/pAVK)? Wie ist die Fuß(sohlen)beschwielung ausgebildet? Gibt es Hinweise auf eine Autoimmunerkrankung (z. B. chronische Polyarthritis), auf eine Infektion, auf neurologische Symptome (Sensibilität gestört, Lähmungsbilder etc.) oder auf eine Muskelmassenminderung? Sind Störungen des Knochenstoffwechsels (Osteoporose) oder der Gerinnung bekannt? Liegen Systemerkrankungen vor? Welches Ausmaß haben die degenerativen Veränderungen am Fuß und wo sind sie lokalisiert? Bestehen Fehlstellungen? Haben Voroperation stattgefunden (welche und wo?) und haben sie Folgen (auch an den Weichteilen) hinterlassen?

Geklärt werden die Fragen zunächst durch eine sorgfältige Untersuchung des erfahrenen Fußorthopäden. Immer schließen sich Röntgenbilder in zwei Ebenen an (von vorne nach hinten und streng seitlich), ggf. ergänzt durch die Anfertigung weiterer Spezialebenen (z. B. Ganzbeinstandaufnahmen zur Erfassung von Fehlstellungen des Hüft- oder Kniegelenks). Zur Klärung der Bandsituation und Stabilität ist eine Untersuchung unter Bildwandler (s. S. 17) einfach durchführbar.

Die Fußgeometrie ist ebenfalls gut über eine Pedografie (Fußdruckmessung, **Abb. 6.2**) zu erfassen.

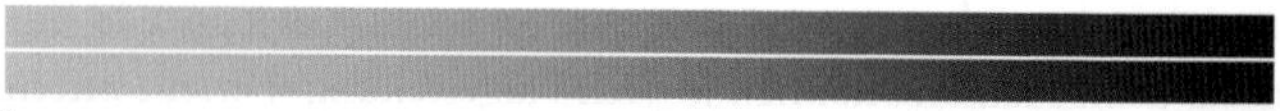

Abb. 6.1: Visuelle Analogskala (VAS). Auf einer Skala von 0 bis 10 kann der Patient sein Schmerzempfinden einordnen.

0
Keine Schmerzen

10
Unerträgliche Schmerzen

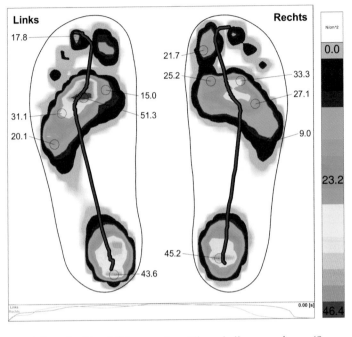

Abb. 6.2: Fußdruckmessung (Pedografie). Die Belastungsbereiche sind farbig dargestellt. Links stärker als rechts liegt die Hauptbelastung anstatt an den Zehen 1 und 5 im Mittelfußbereich, was auf einen Senk-Spreizfuß hindeutet.

Oft ist die Durchführung einer Ultraschalluntersuchung (Sonografie) hilfreich. Eine präoperative Blutanalyse ist in jedem Fall notwendig. Für besondere Fragestellungen kommt eine Kernspintomografie (MRT), eine Computertomografie (CT), seltener eine Szintigrafie und schließlich eine Knochendichtemessung (Osteodensitometrie) infrage. Soll die Durchblutung des Fußes abgeklärt werden, ist eine Angiografie (Gefäßdarstellung) empfehlenswert. Je nach Befund muss eine neurologische Untersuchung die Befunderhebung ergänzen (z. B. zum Ausschluss einer Polyneuropathie). Besteht auch nur der geringste Verdacht auf eine Infektion, muss das Sprunggelenk vor der OP punktiert und das Punktat in einem Speziallabor untersucht werden, was mindestens 2 Wochen Zeit beansprucht.

Neben dieser symptombezogenen Fußdiagnostik ist natürlich der Allgemeinzustand des Patienten zu erfassen. Nach einer Basisuntersuchung beim Hausarzt können je nach Fragestellung spezielle internistische Untersuchungen, z. B. des Herzens (Belastungs-EKG, Echokardiografie) oder der Lunge (z. B. Röntgen Thorax, Lungenfunktions-

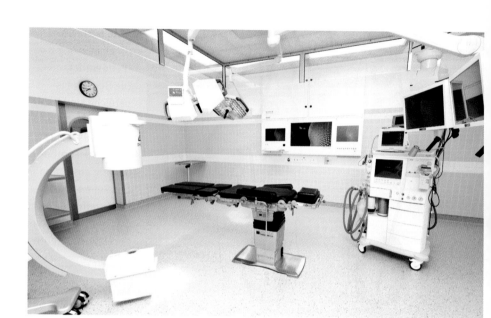

Abb. 6.3: Orthopädischer OP-Bereich.

prüfung, Blutgasanalyse) notwendig sein. In allen unklaren Fällen sollte auch der für die Narkose während der OP verantwortliche Anästhesist im Vorfeld hinzugezogen werden.

Normalerweise reicht eine stationäre Aufnahme (falls der Eingriff nicht ohnehin ambulant geplant ist) am OP-Tag aus. Der Patient sollte ab 22:00 Uhr des Vortags nüchtern sein und auch nicht mehr rauchen. Eine sorgfältige Körperhygiene muss durchgeführt werden. Nach stationärer Aufnahme werden die Medikamente nochmals abgeglichen. Besondere Diäten, Unverträglichkeiten oder Allergien werden besprochen. Wenn die stationäre Aufnahme am Vortag der OP erfolgt, wird jetzt die erste Heparininjektion gegeben, damit keine Thrombose auftritt. Diese Heparingaben werden bis zur Aufnahme der vollen Belastung des operierten Fußes fortgesetzt.

Die zuvor erhobenen Befunde werden gesammelt und abschließend bewertet. Je nach Terminierung wird der Patient in den OP „eingeschleust" (**Abb. 6.3**).

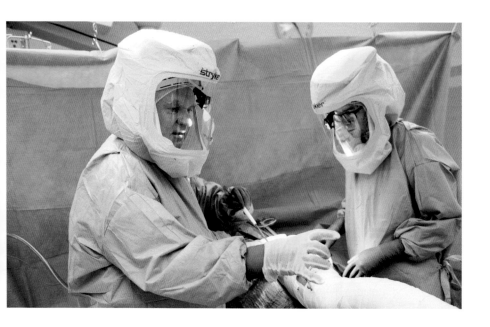

Operative Eingriffe am Fuß erfolgen in der Regel im Rahmen einer gut steuerbaren Allgemeinanästhesie, d.h., der Patient schläft ein (**Abb. 6.4**).

Abb. 6.4: Operateure mit Klimahelmen.

Sinnvoll ergänzt werden kann diese Narkoseform durch Regionalanästhesien (z. B. Spinalanästhesie, SPA) und lokale Maßnahmen (z.B. Fußblockanästhesie). Der Vorteil der Regionalanästhesien besteht darin, dass schon vor der OP eine reversible Blockade der Schmerzleitung etabliert wird, sodass der Patient nach der OP deutlich geringere Schmerzen hat. Ähnlich wirkt die lokale Fußblockanästhesie, die darüber hinaus noch den Vorteil einer geringeren Herz-Kreislauf-Belastung bietet, was vor allem vorerkrankten älteren Patienten dient. Auch die Blasen-Mastdarm-Funktion sowie die Mobilität des nicht betroffenen Beines wird nicht beeinträchtigt (dagegen besteht Sturzgefahr bei der SPA). Zudem stellen gerinnungshemmende Medikamente keine Kontraindikation (wie z. B. bei der Spinalanästhesie) dar. Alle genannten Narkoseverfahren sind nach Bedarf und Ausgangslage kombinierbar.

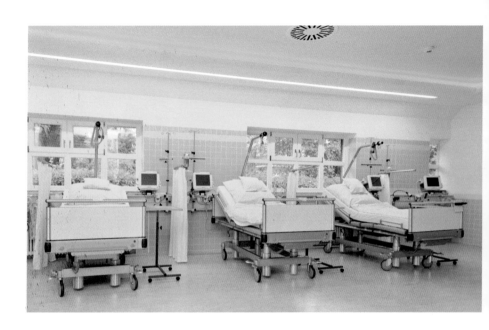

Abb. 6.5: Aufwach-
raum.

Nach dem Eingriff kommt der Patient zunächst in den Aufwachraum (**Abb. 6.5**) und bei stabilem Zustand mit wenigen Ausnahmen
in sein Zimmer auf der Station (**Abb. 6.6**).

Die krankengymnastische Mobilisierung und Gangschule geschieht
nach den speziellen Vorgaben des jeweiligen Eingriffs. In der Regel
werden die Wunddrainagen (Redons) innerhalb von 48 Stunden nach
der OP entfernt, und der Wundverband wird gewechselt. Dann wird
auch ein Röntgenbild angefertigt. Die Entlassung orientiert sich an
der Schwellneigung des Fußes und an den noch vorhandenen Schmerzen
(VAS, s. S. 62), natürlich unter Berücksichtigung der individuellen
Infrastruktur des Patienten zuhause.

Bei speziellen OP-Prozeduren kommen auch ambulante oder stationäre Rehabilitationsmaßmaßnahmen zum Tragen, bis die unpro-
blematische Rückkehr ins Privat- und Berufsleben gewährleistet ist.
Danach mündet die Behandlung in zunächst engmaschigere, dann
zeitlich weiter gefasste Nachkontrollen.

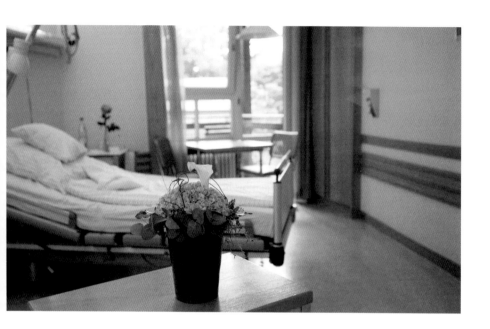

6.1 Beispiel Hallux-valgus-Operation

Abb. 6.6: Patientenzimmer Wolfart-Klinik.

Ambulant oder stationär möglich (je nach sozialem Umfeld und Fähigkeiten). In der Regel Aufnahme am OP-Tag nüchtern. Die Operation wird in kurzer Allgemeinnarkose in Blutsperre durchgeführt. Während der Narkose wird eine lang andauernde Lokalanästhesie im Fuß verabreicht, die den postoperativen Schmerz nimmt.

Die OP dauert (je nach individuellem Verfahren) eine knappe Stunde. Nach dem Aufwachraum kann der Patient später am Nachmittag auf sein Zimmer bzw. beim ambulanten Vorgehen von seinen Angehörigen nach Hause abgeholt werden.

Wenn eine kleine Wunddrainage gelegt wurde, kann diese nach spätestens 48 Stunden wieder entfernt werden. Im 2- bis 3-Tage-Rhythmus wird der Verband gewechselt, und schließlich werden nach etwa 12 Tagen die Fäden entfernt.

Sofort nach der OP kann der Patient im Verbandsschuh (s. Abb. 2.21) unter Fersenvollbelastung laufen; lediglich der Abrollvorgang sollte bis zur Knochenheilung vermieden werden.

7 Wie verläuft die Rückkehr in Alltag und Beruf?

7.1 Nach Vorfußkorrekturoperationen, z. B. Hallux-valgus-OP mittels Scarf-Osteotomie

Die ersten 2 Wochen nach der OP stehen unter dem Zeichen der Abschwellung (Eisauflage/Hochlagerung des Fußes) und entzündungshemmender Medikation. Sofort sollte mit krankengymnastischen Übungen begonnen werden. Dies fördert die Entstauung und verhindert Verklebungen bis hin zur Einsteifung des operierten Gelenks.

Nach 4–6 Wochen sollte der Fuß wieder so schlank sein, dass ein bequemer Schuh (z.B. ein elastischer Turnschuh) angelegt werden kann. Ein zu diesem Zeitpunkt angefertigtes Röntgenbild klärt die Knochenheilung, sodass nun die Abrollbewegungen und die Belastung des Vorfußes wiederaufgenommen werden können. Die krankengymnastischen Übungen, nun kombiniert mit Muskel- und Kraftaufbau, werden fortgesetzt. Danach kann auch wieder eine sportliche Belastung begonnen werden. Sprungsport etc. wird erst nach 3 Monaten empfohlen.

Autofahren ist im Automatikfahrzeug bei OP des linken Fußes sofort möglich. Wurde der rechte Fuß operiert, sollte man damit 4 Wochen warten.

Eine Entfernung der kleinen Titanschrauben ist in der Regel nicht erforderlich.

7.2 Nach Hammerzehen-/Krallenzehenkorrektur

Je nach OP-Verfahren dauert die Phase der Teilentlastung mit dem Verbandsschuh 2–4 Wochen. Danach schließt sich die Phase des Belastungs- und Muskelaufbaus an. Begleitend erfolgen die üblichen abschwellenden Maßnahmen.

Auch hier ist die Entfernung der kleinen Titanschrauben üblicherweise nicht notwendig.

7.3 Nach Mittel- und Rückfußkorrekturen

Am Anfang ist eine Gipsbehandlung im Unterschenkelgips die sicherste Maßnahme. Nach Wundheilung und Entfernung der Wundfäden nach etwa 2 Wochen kann eventuell auf einen Vacoped-Stiefel übergegangen werden. Normales Schuhwerk sollte erst nach sicherer Knochenheilung (> 8 Wochen) angelegt werden. In Fällen komplexer Korrekturmaßnahmen und bei eingeschränkter Knochenqualität kann die Ruhigstellung 3 Monate beanspruchen.

Ob danach eine spezielle orthopädische Schuhzurichtung notwendig ist, muss im Einzelfall entschieden werden.

Eine Teilruhigstellung bis zur knöchernen Heilung für 12 Wochen ist notwendig; diese kann aufgeteilt werden in 6–8 Wochen Gipsverband und anschließend 4–6 Wochen Tragen z. B. eines Vacoped-Stiefels.

7.4 Nach Sprunggelenksversteifung (Arthrodese)

Die Versteifung des Sprunggelenks erfordert eine mehrwöchige Gipsnachbehandlung (10–12 Wochen), die je nach Situation aber auch durch einen Vacoped-Stiefel ersetzt werden kann. In Ausnahmefällen, wenn Knochentransplantationen zur Defektauffüllung notwendig sind, kann die Nachbehandlung bis zu 4 Monate beanspruchen.

Eine Untersuchung zur Rückkehrwahrscheinlichkeit zum Sport nach erfolgreicher Sprunggelenksversteifung ergab folgende Werte: 94 % der Patienten können wieder golfen, 77 % Ski fahren, 38 % Tennissport betreiben, 23 % joggen, aber lediglich 11 % wieder Laufsport ausüben und 11 % Fußball spielen.

7.5 Nach Implantation einer Sprunggelenksendoprothese

In der unmittelbaren postoperativen Phase ist zunächst eine Teilbelastung bis zur sicheren Wundheilung und Entfernung des Nahtmaterials anzustreben. Danach kann, je nach individueller Situation, auf eine Vollbelastung z. B. im Vacoped-Schuh bis zur 6. postoperativen Woche übergegangen werden. Parallel kann die Beweglichkeit an der passiven Motorbewegungsschiene gesteigert werden. Lymphdrainage ergänzt das Nachbehandlungsprogramm.

Nach Versorgung mit einer Sprunggelenksendoprothese konnte in einer Untersuchung die sportliche Aktivität der Patienten von 36 % vor der OP auf 56 % postoperativ gesteigert werden. In einer anderen Untersuchung wurden 43 Patienten (aus einer Gruppe von 147 Nachuntersuchten = 29 %) wieder sportlich aktiv, nachdem sie vor der OP nicht aktiv gewesen waren.

8 Welche Komplikationen sind möglich, und wie werden sie behandelt?

8.1 Schmerzen nach der Operation

Normalerweise lassen die Schmerzen im OP-Gebiet nach der Operation langsam und stetig nach. Lediglich wenn eine anfängliche Ruhigstellung erforderlich war, ist eine kurzzeitige Schmerzverstärkung nach Freigabe der Beweglichkeit normal, was auf die Lösung bereits eingetretener Weichteilverklebungen zurückzuführen ist. Auch aus diesem Grunde sollte die Ruhigstellungsphase auf das Nötigste beschränkt bleiben, da sonst das gesamte OP-Ergebnis durch die eintretende Vernarbung (Arthrofibrose) konterkariert werden kann.

Falls die Schmerzen nach der OP nicht ab-, sondern zunehmen und es zu einer Bewegungseinschränkung kommt, muss an folgende Komplikationen (auch in Kombination!) gedacht werden:

>> Lockerung (Implantat, Schraube, Platte)
>> Knochen(ermüdungs-)bruch
>> (bei Endoprothesen) Inlayverschleiß, Lagerluxation
>> Anschlussarthrosen benachbarter (überlasteter) Gelenke
>> Infektion
>> Bandinstabilität

Korrekturverlust/Rezidiv/ausbleibende knöcherne Heilung

Stellungsverluste der angestrebten Korrektur nach einer Hallux-valgus-OP sind dank der modernen OP-Technik und der sicheren Implantate selten geworden. Beobachtet werden sie bei mangelhafter Knochenqualität (Osteoporose!) und nach kleinen unbedachten Anprallverletzungen, selten auch spontan im Sinne einer Ermüdung der Osteosynthese. Wichtig ist in jedem Fall das frühzeitige Erkennen dieser Problematik, um rechtzeitig reagieren zu können. Bei geringen Korrekturverlusten reicht oft die längerdauernde konsequentere Ruhigstellung aus. In Fällen größerer Stellungsabweichungen sollte erneut operativ korrigiert werden. Das ist in der orthopädischen Praxis aber zum Glück nur sehr selten erforderlich.

Infektionen/Wundheilungsstörungen

Bei Sprunggelenksprothesen treten in einem Beobachtungszeitraum von knapp 4 Jahren in 1,5–2 % der Fälle tiefe Wundinfektionen auf. Damit ist die Infektionsrate höher als bei Hüft- und Knieprothesen, bei denen sie über einen Zeitraum von 10 Jahren unter 1 % liegt. Leider wurde sogar in 1 % der infizierten Sprunggelenksprothesen eine Unterschenkelamputation notwendig, wenn der Infekt nicht beherrschbar war. Geschuldet ist dies wohl mehreren Gründen: Zum einen ist die „Lernkurve" der Operateure in dieser vergleichsweise jungen Disziplin noch nicht abgeschlossen und vielerorts liegt noch keine ausreichende Expertise vor, zum anderen bietet das Sprunggelenk mit seinem dünnen Weichteilmantel ungünstige Voraussetzungen. Außerdem sind bis zu einem Drittel der Patienten mit Sprunggelenksprothese – im Gegensatz zur Hüft- oder Kniegelenksendoprothetik – Rheumatiker, die allein ein 6-fach gesteigertes Infektrisiko aufweisen.

Die Diagnostik einer Infektion folgt einem klaren Ablaufschema: Nach klinischem Verdacht (Schmerz, Rötung, Überwärmung, schmerzhafte Bewegungseinschränkung) wird das Basislabor mit Bestimmung der Blutsenkungsgeschwindigkeit, Messung des CRP (C-reaktiven Proteins) und die Bestimmung der Leukozytenzahlen durchgeführt. Es folgt die Punktion des operierten Gelenks mit Probengewinnung. Sollte schon vorher ein Antibiotikum verabreicht worden sein, ist eine Karenzzeit von ca. 2 Wochen einzuhalten, um einen Keimnachweis zu ermöglichen. Ergänzt werden kann diese Diagnostik durch die Entnahme von Gewebeproben z. B. anlässlich einer Revisionsoperation. Die Kenntnis des bakteriellen Infektionserregers ist von entscheidender Bedeutung für die Behandlungsstrategie.

Bildgebend kommt neben dem Röntgenbild die Mehrphasenskelettszintigraphie und nur in Ausnahmefällen das MRT oder CT infrage. Bei begründetem Verdacht ist rasches chirurgisches Handeln essentiell.

Insgesamt müssen bislang über 15 % der eingesetzten Sprunggelenksprothesen aus den unterschiedlichsten Gründen erneut operiert (revidiert) werden.

Die Infektraten bei den klassischen Vorfußkorrekturen liegt deutlich darunter. Wesentlich sind eine saubere OP-Technik und eine sorgfältige Nachsorge.

Materialversagen, Prothesenlockerung, Implantatallergie

Bei Sprunggelenksprothesen treten sehr viel häufiger als bei Hüft- und Knieprothesen Polyäthylenverschleiß und Implantatlockerung auf. Ursachen hierfür sind die anatomiebedingt vergleichsweise geringe Verankerungsfläche der Implantate und der wesentliche Einfluss der Statik auf das Implantat. So haben schon geringe Achsfehlstellungen einen erheblichen Einfluss auf eine asymmetrische Krafteinleitung. Auch können Bandinstabilitäten zu einer exzentrischen Implantatbelastung führen, sodass es zum Bruch oder vermehrten Abrieb des Inlays oder gar zur Auslockerung des Implantats kommt. Damit stellt die Lockerung oder Verlagerung des Implantats die häufigste Revisionsursache dar.

Demgegenüber spielt die Implantatallergie bzw. die Metallunverträglichkeit eher eine untergeordnete Rolle.

8.2 Vermutete Behandlungsfehler

Was soll man tun, wenn man einen Behandlungsfehler vermutet? Zunächst einmal ist es wichtig, sich zu vergegenwärtigen, dass ein und dieselbe Situation völlig unterschiedlich wahrgenommen und bewertet werden kann. Im konkreten Fall heißt das: Der betroffene Patient ist mit der Behandlung bzw. dem Behandlungsergebnis (teilweise) nicht zufrieden, der Arzt hingegen ist überzeugt, korrekt gehandelt zu haben. Häufig fällt dann der erklärende Begriff eines „schicksalhaften Verlaufes". Wer hat nun Recht? Wie klärt man die Zusammenhänge? Leider ist das direkte Gespräch des Patienten mit dem Arzt oft nicht zielführend, da Letzterer beispielsweise aus haftpflichtversicherungsrechtlichen Gründen im Vorfeld keinerlei Zugeständnisse hinsichtlich eines Behandlungsfehlers machen darf. Er verliert sonst womöglich seinen Versicherungsschutz. Dennoch sollte der behandelnde Arzt bzw. Operateur die erste Anlaufstelle für Ihre Probleme sein.

Zur primären Klärung eignen sich daher die von den Landesärztekammern eingesetzten gutachterlichen Schlichtungsstellen. Das Verfahren ist für die Beteiligten kostenlos. Erst danach wird klar, ob der Fall zu den Akten gelegt werden kann oder ob sich eine zivilrechtliche Klage anschließen könnte. An dieser Stelle müssen jedoch allzu euphorische Erwartungen der Patienten enttäuscht werden: Bei einer Fußoperation handelt es sich eben gerade nicht um einen Werkvertrag wie beispielsweise im Handwerk, bei dem der Leistungserbringer, in diesem Fall der Arzt, eine definierte Leistung schuldet, sondern der Behandlungsablauf (Einbau einer Endoprothese) unterliegt einer schicksalhaften Komponente, die außerhalb des planbaren Bereiches liegt und damit nicht justiziabel ist.

Die Kehrseite der Medaille ist, dass sich die Zahl der vor die einzelnen Gutachterkommissionen getragenen Fälle mit bundesweit ca. 10 000 Anträgen im Jahre 2000 seit 1978 etwa verzehnfacht hat. Dabei hat in etwa 70 % der Fälle eine Prüfung des Sachverhalts die geltend gemachten Ansprüche als unbegründet eingestuft.

9 Kommen Kosten auf den Patienten zu?

Die klassischen Fußoperationen werden von den privaten und gesetzlichen Krankenkassen übernommen. Es muss eine nachvollziehbare medizinische Indikation vorliegen. Ganz klar abzugrenzen sind hiervon alle kosmetischen Eingriffe, die ohne Funktionsbeeinträchtigung oder Schmerzen und Beschwerden einhergehen. Ein seriös arbeitender Fußchirurg wird sich weigern, aus rein ästhetischen Gesichtspunkten einen Fuß zu operieren. Im schlimmsten Fall tut der zuvor schmerzfreie Fuß nach dem Eingriff weh, und man fragt sich, warum operiert wurde.

Im privatärztlichen Bereich ist es Ärzten im Rahmen der GOÄ (Gebührenordnung für Ärzte) möglich, von den vertraglich vereinbarten Steigerungssätzen aufgrund besonderer Leistungen mit einer Honorarvereinbarung abzuweichen. Den Differenzbetrag zum Höchstsatz (normalerweise 3,5-fach) trägt dann der Patient.

Der Unterschied bei privat versicherten Patienten und Selbstzahlern besteht in der Regel darin, dass alle Leistungserbringer nicht über die KV (kassenärztliche Vereinigung) oder direkt mit der Krankenkasse abrechnen, sondern zunächst dem Patienten eine Rechnung stellen, die dieser an seine Privatkrankenversicherung weiterreichen kann. Dies erscheint auf den ersten Blick umständlicher, erlaubt jedoch im Gegensatz zum Verfahren der gesetzlichen Krankenversicherung eine vollständige Transparenz der erbrachten Leistungen. Nachteilig kann sein, dass die der ärztlichen Abrechnung zugrunde gelegte GOÄ (Gebührenordnung für Ärzte) z.T. von den Leistungserbringern (Ärzten) und Leistungserstattern (Privatversicherern) unterschiedlich interpretiert wird. Es kann so zu strittigen Differenzbeträgen kommen. Ursächlich für dieses Dilemma ist die mittlerweile als historisch zu betrachtende Gebührenordnung, die der rasanten Entwicklung der medizinischen Prozeduren nicht folgen konnte und hoffnungslos veraltet ist. Im Moment ist daher eine Novellierung der GOÄ geplant, die dann die Beteiligten in naher Zukunft zufriedenstellen soll.

Viele Patienten sind verunsichert und stellen im Rahmen der OP-Vorbereitung die Frage nach eventuell zu leistenden Zuzahlungen. Auch ist oft unklar, ob durch eine Aufzahlung eine bessere Behandlung und ein besseres bzw. teureres Implantat zu bekommen ist. Hierzu sei festgestellt, dass alle über die Krankenkassen versicherten Leistungen grundsätzlich dem in Deutschland sehr hohen Standard entsprechen. Allerdings ist die genaue Definition eines solchen Standards auch Gegenstand politischer Diskussionen.

Führt man sich beide Versicherungssysteme – gesetzliche und private – im Hinblick auf eine Fußoperation vor Augen, stellt sich direkt die Frage: Was ist besser? Bin ich im System der GKV vernünftig bedient oder ist die Behandlung als Privatpatient überlegen? Natürlich ist es kein Geheimnis, dass die kapitalgedeckte Privatversicherung teurer ist, aber mehr und bessere Leistungen einschließt (Ein- oder Zweibettzimmer, Chefarztbehandlung, Serviceleistungen der Privatstation, aber auch optionale Leistungen wie Knochendichtemessungen etc., die im Leistungskatalog der GKV nicht enthalten sind). Leider ist sie nicht allen Bevölkerungsgruppen zugänglich, da der Eintritt in die PKV einkommensabhängig geregelt ist. Daher gebietet es die Verantwortung der Leistungserbringer, grundsätzlich die gleichen OP-Bedingungen zu schaffen und auch das gleiche hochwertige Implantat zu verwenden. Aber jenseits des von der GKV definierten Standards existieren zahlreiche Optionen für gesetzlich Versicherte. Man sollte sich fragen:

>> Möchte ich vom Chef behandelt und operiert werden, oder überlasse ich das den ärztlichen Kollegen?

>> Wird der Aufenthalt im Ein- oder Zweibettzimmer meiner Genesung zuträglicher sein als im Mehrbettzimmer?

>> Lohnt der Abschluss einer privaten Zusatzversicherung, um damit in den Genuss der Privatbehandlung mit allen Privilegien im Fall einer Fußoperation zu kommen? Natürlich müssten dabei die vorgeschriebenen Wartezeiten zwischen Vertragsabschluss und Operation – in der Regel neun Monate – beachtet werden.

Diese Liste ließe sich mühelos fortsetzen. Klar wird, dass sich der Patient sehr viel differenzierter mit der Problematik auseinandersetzen muss. Die aktuelle politische Debatte über die Chancen einer Kostenerstattungsregelung geht in diese Richtung.

10 Welche sozialmedizinischen Vergünstigungen sind möglich?

Alle Überlegungen sind der Tatsache geschuldet, dass ein künstliches Gelenk niemals so gut ist wie das eigene gesunde Gelenk.

Nach Implantation einer Sprunggelenksendoprothese kommt es in der Regel zu mehr oder minder ausgeprägten Bewegungseinschränkungen und implantatabhängigen Minderungen der Belastbarkeit und Ausdauer des Beines. Nach spätestens einem halben Jahr sollte in dieser Hinsicht ein stabiler Endzustand erreicht sein. Allerdings werden sicher zahlreiche qualitative Leistungseinschränkungen verbleiben (ausschließlich stehende und gehende Tätigkeiten, Arbeiten auf Leitern und Gerüsten mit Absturzgefahr, Arbeiten mit der Notwendigkeit des Einnehmens des tiefen Hocksitzes etc.). Auf der anderen Seite werden überwiegend sitzende Arbeiten weiter möglich sein, sodass eine quantitative Leistungseinschränkung hierbei nicht zu erwarten ist. Aus diesen Gründen muss dieses Thema bereits bei der OP-Besprechung und Klärung der Frage, ob eine OP notwendig ist, zwingend angesprochen werden.

Gegebenenfalls muss ein stufenweiser Wiedereinstieg (z. B. nach dem sog. Hamburger Modell) oder eine Umsetzung am Arbeitsplatz organisiert werden.

10.1 Gesetzliche Krankenversicherung

Für die ersten 6 Wochen der Arbeitsunfähigkeit (AU) erhält der Krankenversicherte Lohnfortzahlung durch den Arbeitgeber. Dauert die AU länger, wird bis zu 1½ Jahre Übergangsgeld gewährt. Diese Leistung wird vom Votum des medizinischen Dienstes der Krankenkassen abhängig gemacht, ob der Versicherte wieder in der zuletzt ausgeübten Tätigkeit voll leistungsfähig ist.

10.2 Private Krankenversicherung

Vertragsabhängig gewähren private Krankenversicherungen Tagegeld-zahlungen bis zum Eintritt der Arbeitsfähigkeit in Bezug auf die zuletzt ausgeübte berufliche Tätigkeit. Ist der Versicherte nicht mehr in der Lage, wenigstens 50 % seiner letzten beruflichen Tätigkeit auszuüben, kann Berufsunfähigkeit attestiert werden. Besteht hier Versicherungs-schutz, greift die Berufsunfähigkeitsversicherung (BUV) unter Wegfall des Krankentagegeldes.

10.3 (Teil-)Erwerbsunfähigkeitsrente

Nicht erwerbsgemindert ist nach dem Gesetzestext derjenige, der un-ter den üblichen Bedingungen des allgemeinen Arbeitsmarktes (aber nicht des zuletzt ausgeübten Berufes!) täglich noch mindestens 6 Stun-den erwerbstätig sein kann. Findet man so unter Umständen keinen geeigneten Arbeitsplatz, so stellt dies ein Risiko dar, das in den Zu-ständigkeitsbereich der Arbeitslosen- oder Sozialversicherung fällt, nicht jedoch zur Gewährung der Erwerbsunfähigkeitsrente befähigt.

Bezogen auf die typischen Erkrankungen des Fußes kann häufiger eine Einschränkung der Geh- und Stehfähigkeit und Trittsicherheit resultieren. Das sind sog. „qualitative" Leistungseinschränkungen, die z. B. bei Gewährung eines überwiegend sitzenden Arbeitsplatzes und unter Vermeidung von Arbeiten unter Absturzgefahr auf Leitern und Gerüsten grundsätzlich noch nicht zu einer „quantitativen", also zeit-lich limitierenden Leistungseinschränkung führen und somit noch keine Erwerbsunfähigkeit nach sich ziehen.

10.4 Private Unfallversicherung

Die private Unfallversicherung stellt eine Invalidität bei vorliegender dauerhafter unfallbedingter Beeinträchtigung der Belastbarkeit und Leistungsfähigkeit fest. Im Fußbereich wird eine sog. Gliedertaxe mit Feststellung des Beinwertes angewandt. Die nachfolgende Berechnung ist etwas kompliziert; der so festgestellte Beinwert wird zunächst in Bezug auf den gesamten Körper berechnet und dann gemäß der Ver-sicherungssumme ausbezahlt. Oft ist diese Feststellung Gegenstand wiederholter Begutachtungen, da ein erheblicher Ermessensspielraum besteht.

Nach Implantation einer Sprunggelenksendoprothese kann der Beinwert beispielhaft zwischen 5/14 bei sehr guter Funktion und bis hin zu 2/3 Beinwert bei tiefer Infektion mit schlechter Funktion betragen. Bei zusätzlich bestehender Beinverkürzung werden noch Werte von 1/20 (bis 2,5 cm) oder 1/10 (bis 4 cm) hinzuaddiert.

10.5 Gesetzliche Unfallversicherung, Minderung der Erwerbsfähigkeit (MdE), Grad der Behinderung (GdB)

Der Träger der gesetzlichen Unfallversicherung ist die Berufsgenossenschaft (BG). Versichert sind Unfälle, die sich bei der Arbeit oder auf dem Wege dorthin oder wieder nach Hause (Wegeunfälle) ereignen und bleibende Dauerschäden zurücklassen. Hierbei werden nicht nur Defizite im operierten Fußabschnitt gewürdigt, sondern beispielsweise auch verbliebene erhebliche Beinlängendifferenzen bewertet. Diese werde als Minderung der Erwerbsfähigkeit (MdE) festgestellt. Die erste Feststellung erfolgt zum Ende des Heilverfahrens mit Erreichen der Arbeitsfähigkeit und wird nach Ablauf des 2. Jahres nach dem Unfall ggf. in eine Dauer-MdE überführt.

Analog wird nach Antrag des Patienten das Versorgungsamt gemäß den Vorgaben des Sozialgesetzbuchs V einen entsprechenden GdB (Grad der Behinderung) feststellen, der sich an obigen Kriterien orientiert. Hierbei ist es wichtig zu wissen, dass der GdB einen Betrag und nicht einen Prozentsatz darstellt, da er sich nicht auf die 100 % volle Erwerbsfähigkeit bezieht. Der GdB soll einen Nachteilsausgleich bilden und ermöglicht die Inanspruchnahme zahlreicher sozialmedizinischer Vergünstigungen wie Einkommensteuererleichterungen, Kündigungsschutz (ab GdB 50), KfZ-Steuernachlass und viele sog. merkzeichenabhängige Vorteile wie Parkerleichterungen bei Feststellung des Merkzeichens „G" oder „aG".

Nach Implantation einer Sprunggelenksendoprothese beträgt der MdE bzw. der GdB beispielhaft mindestens 20 %, bei deutlicheren funktionellen Beeinträchtigungen auch 30 %. Höherbewertungen müssen sich tabellarisch an Vergleichsfällen orientieren und erreichen nur selten Werte von 40 % oder 50 % und wären damit funktionell einer Unterschenkelamputation gleichzusetzen. Die ist gegeben für eine nachweislich gelockerte Prothese (40 %) mit entsprechend schlechter Funktion bzw. eine tiefe Infektion (50 %). Es resultiert aus der Implantation einer Sprunggelenksendoprothese also immer ein Anspruch auf Zahlung einer monatlichen Unfallrente.

Verbliebene Beinverkürzungen zwischen 2,5 und 4,0 cm werden zusätzlich mit einer MdE von 5–10 % bedacht (entsprechend einem GbB von 5–10).

11 Ausblick

Die Fußchirurgie hat sich rasant entwickelt und bietet heute immense Möglichkeiten. Nicht zuletzt hat hierzu die Industrie einen bedeutenden Beitrag geleistet, indem sie den Operateuren immer ausgefeiltere Instrumentarien und Implantate an die Hand gegeben hat, während die Operateure stetig bessere Behandlungstechniken entwickelt haben. Es ist davon auszugehen, dass die „Lernkurve" der einzelnen Prozeduren sich mit Zunahme der Expertise der Operateure stetig abflachen wird. Mit zunehmender Differenzierung des Fachgebiets werden mehr und mehr spezialisierte Zentren entstehen.

Trotzdem ist vor jedem Eingriff ein kritisches Hinterfragen der Notwendigkeit erforderlich. Keinesfalls darf aus rein kosmetischen Gründen operiert werden, ohne dass ein Beschwerdebild vorliegt.

So kann man hoffen und erwarten, dass die Menschen einerseits ein hohes Lebensalter erreichen, andererseits aber nicht durch Fehlfunktionen ihrer Füße in der Mobilität eingeschränkt werden.

Fachbegriffe

Arthrodese: Operativ herbeigeführte Versteifung eines Gelenks. Die Stabilisierung erfolgt im Fußbereich durch anatomisch angepasste kleine Titanplatten.

Augmentation: Durch Fadenmaterial, das im Körper verbleiben kann, wird eine Sehne verstärkt und damit in ihrer Funktion gekräftigt.

3-Backen-Einlage: Schuheinlage zur Nachbehandlung des Klumpfußes bei lauffähigen Kindern, wenn die Gipsperiode abgeschlossen ist. Die 3 Backen der Einlage fassen die Ferse stabil und korrigieren die Fußabweichung. Damit kann eine dynamische Nachkorrektur während der weiteren Skelettreife erzielt werden.

Ballenhohlfuß: Anlagebedingte mehr oder minder ausgeprägte Hochwölbung des Fußlängsgewölbes. Kann zu einem entsprechenden Schuhdruck und einem vorzeitigen Verschleiß des Mittelfußes führen.

Basisosteotomie: Spezielles Verfahren zur operativen Korrektur des Hallux valgus.

Beinachse: Die Tragachse des Beins vom Zentrum des Hüftkopfes bis zum Zentrum des Sprunggelenks. Bei einer normalen Tragachse läuft die Belastungszone dann zentral durch das Kniegelenk. Abweichungen führen zu einem X- oder O-Bein mit entsprechend asymmetrischer Belastung.

Biologicals: Arzneistoffe, die mit Mitteln der Biotechnologie und gentechnisch veränderten Organismen hergestellt werden.

Bisphosphonate: Spezielle Medikamente zur Behandlung der Osteoporose. Die Wirkstoffe hemmen den Knochenabbau.

CPM (Continuous Passive Motion)-Motorbewegungsschiene: Elektromotorbetriebene Schiene, die im Fußbereich zur Mobilisation des oberen Sprunggelenks eingesetzt wird. Bewegungsumfang und Geschwindigkeit können reguliert werden. Dieses Hilfsmittel wird auch häufiger nach Abschluss der stationären Krankenhausbehandlung im ambulanten häuslichen Bereich eingesetzt.

CRP: C-reaktives Protein. Substanz im Blut, deren Bestimmung im Labor Auskunft gibt, ob eine Entzündung im Körper vorliegt.

Diabetes mellitus: Zuckerkrankheit. Durch den zu hohen Zuckergehalt im Körper leiden die kleinen Gefäße, es kommt zu Nervenschäden mit Gefühlsstörungen der Füße und Beine (Polyneuropathie).

Dimeglio: Schweregradeinteilung der Klumpfußdeformität Grad 1–4. Mildere Klumpfüße Grad 1 oder 2 müssen weniger aggressiv als stärker kontrakte Füße des Schweregrads 3–4 behandelt werden.

Endoprothese: In den Körper („endo") eingebrachte Prothese, z. B. ein künstliches Sprunggelenk. Im Gegensatz dazu spricht man von einer Exoprothese, wenn nach einer Amputation z.B. eine Unterschenkelprothese außen an den Körper („exo") angebracht wird.

Ergotherapie: Therapieform, bei der spezielle Bewegungsmuster in Alltag und Beruf geübt und trainiert werden.

Fixateur externe: „Äußerer Spanner". In der Chirurgie eingesetztes Gerät, das Knochen gegeneinander stabilisieren kann. Über Metallstifte, die in den Knochen eingebohrt werden, wird eine stabile äußere Verspannungskonstruktion angebracht. Wird nach Ausheilung wieder entfernt.

Ganzbeinstandaufnahme: Röntgenaufnahme zur Bestimmung der → Beinachse im Stehen unter Belastung (s. dort).

Hyaluronsäure: Spezielles Medikament aus kollagenen Molekülen, das die Knorpelflächen eines Gelenks stabilisieren kann.

Inlay: Lagerschale bei einer Prothese. Wird so konstruiert, dass ein möglichst geringer Abrieb entsteht.

Intermetatarsalwinkel: Am Röntgenbild zu messender Winkel zwischen den Mittelfußknochen der 1. und 2. Zehe. Werte unterhalb 9° sind normal. Höhere Winkel lassen eine Schweregradeinteilung des Hallux valgus zu.

Kirschnerdraht: Kleiner Drahtstift zur temporären Stabilisierung eines Gelenks, z.b. nach einer OP nach Keller/Brandes oder einer OP nach Hohmann.

Längsgewölbe: Das nach oben hin konvexe Fußgewölbe zwischen Vorfuß und Ferse.

Marschfraktur: Ermüdungs-/Spontanfraktur. Nach einer (ungewohnten) längeren Belastung „ermüdet" ein Mittelfußknochen und bricht.

Minimalinvasiv: Begriff der modernen Chirurgie. Der jeweilige Eingriff wird möglichst weichteilschonend über einen kleinen Schnitt durchgeführt.

Orthese : Schiene oder Apparat, um eine Deformität passiv zu korrigieren. Stabiler als eine reine Bandage.

Osteotomie: Gezielte chirurgische Knochendurchtrennung zur Korrektur einer Fehlstellung.

Pelotte: Vorwölbung im vorderen Bereich einer Schuheinlage, um das Fußquergewölbe zu stützen. Wird z. B. beim Senk-Spreizfuß häufig verordnet.

(Periphere) arterielle Verschlußkrankheit (pAVK): Gefäßverengungen oder -verschlüsse der (peripheren, körperfernen) Gefäße. Führt zu Durchblutungsstörungen und kann nach operativen Eingriffen Wundheilungsstörungen auslösen.

Peroneusschiene: Spezielle → Orthese zur Unterstützung der Fußhebung bei Lähmungen. Kann die Stolper- und Sturzneigung vermindern.

Physikalische Therapie: Disziplin der Physiotherapie, bei der das therapeutische Ziel durch bewusstes Setzen äußerer Reize erreicht wird, z.B. durch Wärme- oder Kälteanwendungen.

Plattfuß: Der Fuß weist kein nennenswertes → Längsgewölbe auf und wird entsprechend „platt" aufgesetzt.

Polyneuropathie: Störung der sensiblen (und manchmal auch motorischen) Nervenfunktion der Fußnerven mit Schmerzen. Wird unter anderem bei der Zuckerkrankheit (Diabetes mellitus) beobachtet.

Ponseti: Moderne und elegante Behandlungsmethode der Klumpfußdeformität. Neben der immer notwendigen Gipsredressionsbehandlung (Etappengips) wird im Rahmen eines kleinen chirurgischen Eingriffs die Achillessehne verlängert.

Pronation: Einwärtsdrehung des Fußes im unteren Sprunggelenk.

Pseudarthrose: Falschgelenkbildung, nach Knochenbrüchen oder chirurgischen Eingriffen am Knochen.

Quergewölbe: Das nach oben hin konvexe Fußgewölbe zwischen Kleinzehen- und Großzehenballen.

Radiosynoviorthese: Nuklearmedizinisches Behandlungsverfahren. Gering dosiertes radioaktives kurzstrahlendes Material (z.B. Erbium oder Yttrium) mit kurzer Halbwertszeit wird in das Gelenk eingespritzt.

Dort bewirkt die nur im Gelenk begrenzt wirksame Substanz eine rasche Entzündungshemmung durch Blockierung der Gelenkschleimhaut. Wird unter anderem sehr erfolgreich bei einer rheumatischen Entzündung eingesetzt, wirkt aber auch bei chronischen Gelenkschleimhautentzündungen anderer Ursache.

Resektionsarthroplastik: Heute weniger häufig eingesetztes Verfahren zur Korrektur eines Hallux valgus oder einer Hammerzehe durch Entfernung eines Knochenanteils aus dem betroffenen Gelenk (vgl. OP nach Brandes oder OP nach Hohmann). Temporär für einige Tage nach der OP wird das Gelenk mit einem → Kirschnerdraht stabilisiert.

Ruptur: Riss, z.B. einer Sehne.

Schraubenarthrorise: Im Rahmen eines kleinen chirurgischen Eingriffs wird eine kleine spezielle Schraube im Bereich des Mittelfußes außen eingebracht, um den Fuß aus der Knickstellung heraus zu korrigieren. Die Schraube wird später wieder entfernt.

Sesambein(e): Kleine Schaltknöchelchen, die im Sehnenverlauf eingeschaltet sind, um eine Abwinkelung des Sehnenzugs über Gelenken zu ermöglichen. Die Sesambeine am Fuß verlaufen im Bereich der Beugesehne der Großzehe unter dem Großzehengrundgelenk.

Spinalanästhesie: Narkoseform mit Verabreichung eines Betäubungsmittels in den unteren Bereich des Spinalkanals. Hält in der Regel ca. 3 Stunden an. Kann alleine oder zusammen mit einer Allgemeinnarkose bei operativen Eingriffen eingesetzt werden.

Supination: Auswärtsdrehung des Fußes im unteren Sprunggelenk.

Synovektomie: Chirurgische Entfernung der (entzündlich veränderten) Gelenkschleimhaut. Wird z.B. regelmäßig bei Gelenkrheumatismus durchgeführt.

Synovia: Gelenkschleimhaut. Hier spielen sich die entzündlichen Prozesse ab.

Transfermetatarsalgie: Schmerzhafte Überlastung des Mittelfußes bei Störungen des Fußquergewölbes, z. B. bei Fehlfunktionen der Großzehe.

Tripel-Arthrodese: Hierbei werden alle 3 Abschnitte (= Triple) des unteren Sprunggelenks versteift (talokalkaneal, talonavikular und kalkaneokuboidal). Das obere Sprunggelenk bleibt frei beweglich. Wird dieses zusätzlich zur Triple-Arthrodese mit versteift, handelt es sich um eine Panarthrodese.

Tripode: Der menschliche Fuß hat 3 Belastungspunkte: Ferse sowie Kleinzehen- und Großzehenballen.

Vojta/Bobath: Spezielle Krankengymnastik auf neuroreflektorischer Ebene. Spielerisch und unter Ausnutzung körpereigener Reflexe wird der Fuß aktiv beübt und korrigiert.

Weil-Osteotomie: Rekonstruktion eines Zehengelenks durch gezielte schräge Durchtrennung eines Zehenstrahls (2–5) knapp oberhalb des Gelenkköpfchens unter Erhalt des Gelenkknorpels. Wird eingesetzt zur Behandlung von Hammer-/Krallenzehen und Gelenkluxationen. Die Befestigung des verschobenen Gelenkköpfchens erfolgt mit einer kleinen Spezialtitanschraube.

Bildnachweis

Dr. Pierre Barouk, Bordeaux: Abb. 2.16c (mit freundlicher Genehmigung).

„Bauerfeind AG", Zeulenroda: Abb. 2.3, Abb. 2.36, Abb. 2.43, Abb. 4.1 (mit freundlicher Genehmigung).

GeBioM mbH/Gesellschaft für Biomechanik, Münster: Abb. 6.2 (mit freundlicher Genehmigung).

Dr. Robert Kipping: Abb. 2.2, Abb. 2.5, Abb. 2.8, Abb. 2.12 c, Abb. 2.13, Abb. 2.14, Abb. 2.15, Abb. 2.16 a/b (Schema), Abb. 2.17, Abb. 2.18, Abb. 2.19, Abb. 2.20, Abb. 2.21, Abb. 2.22, Abb. 2.26, Abb. 2.27, Abb. 2.30 a, Abb. 2.33 b, Abb. 2.34 b, Abb. 2.35, Abb. 2.38, Abb. 2.41, Abb. 2.42, Abb. 2.44 b, Abb. 2.45, Abb. 2.46, Abb. 2.47, Abb. 2.48, Abb. 2.49, Abb. 6.4.

Merete GmbH: Abb. 2.10, Abb. 2.16 b (Schraube), Abb. 2.29, Abb. 2.30 b, Abb. 2.33 a, Abb. 2.34 a, Abb. 2.50 (mit freundlicher Genehmigung).

Hans Wolfram Neumann (Hrsg.): AE-Manual der Endoprothetik – Sprunggelenk und Fuß. Springer-Verlag Berlin Heidelberg, 2012: 293. Abb. 2.28 (mit freundlicher Genehmigung).

Ofa Bamberg GmbH: Abb. 4.3 (mit freundlicher Genehmigung).

OPED GmbH: Abb. 2.11, Abb. 2.23 (mit freundlicher Genehmigung).

ORMED GmbH a DJO GLOBAL Company: Abb. 1.2, Abb. 1.3, Abb. 2.4, Abb. 2.7, Abb. 2.12 a/b, Abb. 2.24, Abb. 2.31, Abb. 2.32, Abb. 4.2 (mit freundlicher Genehmigung).

Radl, R., Fuhrmann, G., Maafe, M. et al. Rückfußvalgus. Orthopäde (2012) 41: 313: Abb. 2.9 (with permission of Springer).

RZM (Radiologisches Zentrum München-Pasing): Abb. 2.37, Abb. 2.39, Abb. 2.40, Abb. 2.44 a (mit freundlicher Genehmigung).

Schein Orthopädie Service KG, Remscheid: Abb. 2.12 d, Abb. 2.25 (mit freundlicher Genehmigung).

Springer Medizin Verlag GmbH: Abb. 1.1, Abb. 2.1, Abb. 6.1.

Dr. Andreas Toepfer: Abb. 2.6 (mit freundlicher Genehmigung).

WolfartKlinik München-Gräfelfing, Abb. 6.3, Abb. 6.4, Abb. 6.5, Abb. 6.6 (mit freundlicher Genehmigung).

Der Autor

Dr. med. Robert Kipping, Jahrgang 1960, studierte in Bonn, Hamburg und München Humanmedizin. Seine Assistenzarztzeit absolvierte er in den Bereichen Unfallchirurgie und Orthopädie sowie operativer Rheumatologie. Nach der Facharztprüfung für Orthopädie am Rotkreuzklinikum München arbeitete er dort zuletzt als Oberarzt, bis zur Eröffnung seiner Praxis und der Übernahme der Belegabteilung Orthopädie und Endoprothetik an der WolfartKlinik in München-Gräfelfing im Jahr 1996.

Später folgten der Erwerb des Facharztes für Orthopädie und Unfallchirurgie sowie weitere Zusatzqualifikationen wie „spezielle operative Orthopädie", „Physikalische Therapie", „Sportmedizin", „Skelettradiologie" und „Chirotherapie".

Er ist als Gutachter für die Sozialgerichte München, Augsburg und Landshut, das Bayerische Landessozialgericht, die Berufsgenossenschaften und verschiedene Privatversicherer tätig.

Dr. med. Robert Kipping ist Mitglied nationaler und internationaler Fachgesellschaften.

Unter seiner Leitung werden heute jährlich etwa 1700 stationäre und ambulante Operationen durchgeführt; davon nimmt er ca. 900 Eingriffe des Knie-, Hüft- und Schultergelenkes einschließlich aufwändiger Wechsel- und Umstellungsoperationen selbst vor. Mehr als 15 000 Kunstgelenke an Hüfte, Knie und Schulter hat der Autor bislang selbst implantiert und viele Tausend Fußoperationen vorgenommen.